BASTEI
LÜBBE
TASCHENBUCH

Über den Autor:

Dr. Oliver Gralla, geboren 1972, hat in Bochum und Göttingen Medizin studiert. Nach einjährigem Forschungsaufenthalt an der Harvard University in Cambridge, USA, arbeitete er von 2001 bis 2007 mit dem Spezialgebiet »Kinderwunsch« in der urologischen Klinik der Berliner Charité, wo er sich den Spitznamen »Der Storch von Berlin Mitte« erwarb. Seinen Einstand als Leiter der Abteilung »Männergesundheit« der Universitätsklinik Köln feierte er mit einer Ratgeber-Serie im Kölner »Express«, die ihn als »Dr. Sex« begrüßte. Seit 2010 ist er in eigener Praxis in der Domstadt tätig.

DR. OLIVER GRALLA

MEIN BESTER FREUND

GEBRAUCHSANLEITUNG FÜR DEN MANN

BASTEI LÜBBE
TASCHENBUCH

BASTEI LÜBBE TASCHENBUCH
Band 61024

MIX
Papier aus verantwortungsvollen Quellen
FSC® C083411
FSC www.fsc.org

Dieser Titel ist auch als E-Book erschienen.

Vollständige Taschenbuchausgabe

Lektorat: Anne Bünting
Titelillustration: © shutterstock: Pixifiction | titoart
Umschlaggestaltung: Christin Wilhelm, www.grafic4u.de
Satz: hanseatenSatz-bremen, Bremen
Gesetzt aus der Adobe Garamond Pro
Druck und Verarbeitung: CPI books GmbH, Leck – Germany
ISBN 978-3-404-61024-6

2 4 5 3 1

Sie finden uns im Internet unter
www.luebbe.de
Bitte beachten Sie auch: www.lesejury.de

Inhalt

1. Vorwort

Tatsächlich wollte ich ursprünglich Chirurg werden. Mit fünfzehn Jahren stand ich das erste Mal mit meinem Vater im OP und hielt mit heldenhafter Miene und eisernem Haken den Bauch des Patienten auf, den er gerade operierte. Sie merken: Ich bin häuslich vorbelastet. Das Medizinstudium habe ich mit sprühendem Enthusiasmus hinter mich gebracht. Im Anschluss an meine Unizeit hatte ich durch meine Promotion ein Stipendium für die Harvard University in der Tasche und verbrachte nach meinen ersten wackeligen Schritten in der Chirurgischen Abteilung der Universität Hamburg ein Jahr im Mekka der medizinischen Wissenschaft in Boston. Nach sorgfältiger Abwägung habe ich mich dort dann doch für mehr Lebensqualität und gegen das Heldentum entschieden, kurz: Aus der Chirurgie wurde die Urologie. Das war eine der besten Entscheidungen meines Lebens. Die Urologie ist nämlich doch die »Königsdisziplin«, nur weiß es kaum einer.

Seit Jahren bin ich als Urologe mit Schwerpunkt Andrologie in Köln niedergelassen. Gut und gerne 50 Prozent meiner neuen Patienten begrüßen mich mit dem Satz: »Ich war noch nie beim Urologen ...« Ob das nun eine Erklärung, Entschuldigung oder eine Beichte sein soll – ich habe keine Ahnung. Es ist auf jeden Fall immer wieder erstaunlich, wie wenig »Mann« über den Komplex »untenrum« weiß. Kein Wunder, dass unter Geschlechtsgenossen irrtümliche Ängste und Vorstellungen, Missverständnisse und Unwissen kursieren – und das quer durch alle Altersschichten.

Erektionsstörungen, vorzeitige Ejakulation, Testosteronstatus, unerfüllter Kinderwunsch und die männliche Verhütung – das sind die Top 5 der andrologischen Hitparade. Aber auch Frauen bilden zum Beispiel mit kompliziert zu therapierenden Blasenentzündungen einen Fokus in der Praxis. Wir haben über die Jahre spezifische Expertisen entwickelt und können so Mann und Frau das Leben wieder ein wenig schöner machen.

Mein bester Freund soll vor allem eines tun: Grundwissen und Handwerkszeug rund um die urologischen Evergreens vermitteln und so der Lebensfreude wieder auf die Sprünge helfen. Gut verdaulich verpackt für jedermann. Und natürlich für jede Frau! Aus den Zeiten im Universitätsklinikum Eppendorf in Hamburg, der Charité in Berlin und der Uniklinik Köln sind mir und meinen Kollegen viele abstruse, kuriose und merkwürdige Geschichten in Erinnerung geblieben, von denen einige den Weg in dieses Buch gefunden haben. Über die Jahre habe ich mir zudem einen ständig wachsenden Erfahrungsschatz spezieller pharmakologischer, orthomolekularer und psychosomatischer Therapiemodalitäten für einzelne Bereiche erarbeitet. Aus diesem andrologischen Schatzkästchen gibt's ebenfalls Tipps und Tricks. Vielleicht kann sich damit der eine oder andere sogar den Gang zum Andrologen sparen – obwohl eine fachgerechte Expertise natürlich nie schaden kann.

2. Darf ich vorstellen, Ihr Penis

Wir halten ihn jeden Tag in der Hand – zumindest 50 Prozent von uns. Täglich. Mehrfach. Seit Jahren, Jahrzehnten. Richtig schön ist er nicht, der Penis, wenn er schlaff an uns herunterhängt und faltig baumelt. Wie ein alter Dackel, der ungelenk die Treppe herunterwackelt. Oder eine Biogurke, die im Gemüsefach hinter den Möhren vergessen wurde. Möhren sind da anders. Wenn der Penis zur knackigen Möhre wird, ist er anders. Eine prachtvolle Erektion hat seit jeher die Welt bewegt, die Künste inspiriert, Kriege verursacht, Beziehungen begonnen und beendet. Mein Beruf bringt es mit sich, dass sich die Pracht und Herrlichkeit beim Betrachten des guten Stückes in Grenzen hält. Das wirklich Überraschende für mich ist das Verhältnis vieler Männer zu ihrem besten Stück. Es changiert zwischen freundlichem Wohlwollen und komplettem Desinteresse. So lange alles funktioniert, ist alles okay. Aber wehe, es gibt ein Problem.

Mehr als einmal möchte man seinen Patienten aufmunternd zurufen: »Darf ich vorstellen: Ihr Penis.« Vor allem, wenn wieder einmal einer vor mir steht, um »seine« Diagnose einer Vorhautverengung leidvoll zu erklären: »Ich bekomme sie einfach nicht zurück. Viel zu eng. Wenn man's doch versucht, tut's wahnsinnig weh, höllisch. Ist schon seit Jahren so, eigentlich schon immer. Meine Frau kann's nicht mehr hören. Aber ist da überhaupt was zu machen?« Dann wie immer, zum guten Schluss, der hoffnungsfroh-fatalistische Therapievorschlag: »Kann man das operieren?« Da ich meist schon ahne, was mich erwartet, schürze ich kurz die

Lippen, lege den Kopf in eine leichte Schräglage, meist nach links, und brumme freundlich: »Na, dann lassen Sie uns mal schauen.«

Wir gehen nach nebenan in mein Untersuchungszimmer. Liege, Ultraschall, Abstrichtupfer. Die oscarverdächtige Silikonbrust ist in der Schublade verstaut, dazu später mehr. Hier kommt es zur »Hochzeit«. In der Automobilindustrie wird damit der Vorgang beschrieben, wenn Chassis und Motor zu einer Einheit verschmelzen. Bei mir in der Praxis werden Mann und Penis vereint. Für den Vorführeffekt gilt es natürlich, einige Regeln zu beachten. Die wichtigste lautet: Der Patient lässt seine Hände aus dem Spiel beziehungsweise vom Penis. Um dies zu erreichen, hat es sich als erfolgreicher Schachzug erwiesen, den Patienten zu bitten, bei der Untersuchung die Hände unter den Po zu legen. Meine urologischen Handschellen. Nächster Schritt: »Augen zu und an etwas Schönes denken.« Meistens frage ich nach dem Traumziel für den nächsten Urlaub oder dem letzten Konzertbesuch. Wenn der Vorhautgeplagte dann über Koh Samui, die Beatsteaks oder die *Prelude No. 18* von Grigory Sokolov ins Schwärmen gerät, ereignet sich das Magische: Ich ziehe die Vorhaut zurück. Punkt. Das war's. Vom Patienten war nichts zu hören, kein Wehklagen, kein »Aua«, keine Stoßgebete. Vom mitgebrachten Penis ist ebenfalls nichts Großartiges zu berichten. Hier ist nichts zu eng, keine Entzündung, nicht mal ein Hauch von Rot. Ein Penis eben. »N' büschen Wasser un Seife, dann gejt dat schon«, würde ein Hamburger sagen.

Da liegt sie nun, die Eichel, geboren aus ein bisschen Vorhaut, in meinen dicken Fingern. Es gab mal einen blinden Bluesgitarristen namens Jeff Healey, der viel zu früh verstarb. Ein Song von ihm heißt »See the Light«. Dessen Melodie geht mir immer durch den Kopf, wenn eine Eichel in meinem Untersuchungszimmer zum ersten Mal das Licht der Welt erblickt. Sie sehen, auch Urologen haben eine kleine Schwäche für meisterhaft inszeniertes Selbstmitleid.

Die Vorhaut fluscht wieder, alles in Butter, oder etwa nicht? Was mich wirklich beschäftigt, ist aber eine ganz andere Frage: Wieso kommt überhaupt jemand zu mir, um sich freiwillig die Vorhaut lupfen zu lassen? Aus Spaß? Es gibt sicherlich Schöneres auf dieser Welt. Auch der gesenkte Blick, der Schweiß auf der Stirn und das Herumgedruckse, bevor der Penis endlich blank auf der Untersuchungsliege Platz genommen hat, zeugen von einem tief verankerten Unbehagen. Bei einer solchen Untersuchung ist im Übrigen die Entscheidung gereift, dieses Buch zu schreiben.

Ich habe den Eindruck, viele Männer investieren eine Menge in ihre Software, haben aber so gut wie keine Ahnung, wenn's um die Hardware geht. Software, das ist das Paket aus Stil, Auftreten und Statussymbolen, das unsere äußere Erscheinung definiert. Gefühlt die Hälfte aller 30-Jährigen läuft aktuell mit einem Bart herum, gerne in Form eines Briketts am Kinn. Je länger, desto männlicher. Dicke Autos sind nicht mehr politisch korrekt oder bezahlbar, da zimmert man sich als Ersatz gerne einen Wollrock ins Gesicht. Ich bin auch Bartträger und fahre einen Nissan. Aber was soll so ein Teppich heutzutage bei vielen jungen Leute kompensieren? Meine steile These als Hobbypsychologe: Viele Jungs aus dieser und der letzten Generation hatten kaum die Möglichkeit, sich in ihrer frühkindlichen Entwicklungsphase mit ihrer männlichen Hardware richtig anzufreunden. Nach Mutters Brust kam bis zum Kindergarten weiterhin größtenteils nur Mutti – Vater hat gearbeitet. Im Kindergarten warten die Kindergärtnerinnen, in der Grundschule Grundschullehrerinnen. Dann war man plötzlich zwölf und hat praktisch alle Freud'schen Entwicklungsstufen ohne auch nur ein Y-Chromosom-tragendes Vorbild durchlebt. Mag sein, dass dies etwas zu schlicht gedacht ist, und ob der Psychiater aus Wien aktuell noch das Maß aller Dinge ist, wenn es um die geistig-genitale Entwicklung geht, weiß ich ebenfalls nicht. Trotzdem höre ich auf den psychosomatischen und sexualtherapeutischen Symposien und Seminaren, auf denen ich mich hin und wieder verlaufe, dass in den frühen Entwicklungsphasen unserer Söhne mehr und mehr das männliche Leitbild fehlt.

Um nochmal Herrn Freud zu bemühen: Die phallische Phase, ab der wir Herren mit unserem Penis per Du werden sollten, beginnt etwa im zarten Alter von fünf Jahren. Verstehen Sie mich nicht falsch, ich bin ein großer Freund von Kinderkrippen, Kinderbetreuung, Kindergärten und ähnlichem »Gedöns« (Exkanzler Schröder), aber kann »Mann« nicht auch in diesem Alter schon mal gezeigt bekommen, wie man im Stehen pinkelt? So mit allem Drum und Dran, inklusive Vorhaut zurückziehen, zielen und nach Vollzug sauber wieder einpacken. Es muss ja nicht gleich perfekt sein. Und Händewaschen nicht vergessen. Vielleicht wäre es auch nicht falsch, wenn an Stelle von Erzieherin Petra, die im Kindergarten zum 17. Mal Streit schlichten will, weil die Haselnuss-Bande mal wieder die Sandburg von der Kastanien-Gruppe eingenommen und architektonisch umgestaltet hat, mal Erzieher Stefan ordentlich auf den Putz haut und die Bande nach guter Väter Sitte einnordet. Lassen Sie mich träumen, vielleicht trägt Stefan ja sogar einen Bart …

Was ich damit sagen will: Es gibt erstaunlich viele junge Männer, die sich mit ihrem Penis – vielleicht auch mit anderen Teilen ihrer Männlichkeit – immer noch nicht angefreundet haben. Dann finden sie gerne den Weg zu mir in die Praxis – nicht ganz freiwillig natürlich. Ich kann nun leider nicht nachholen, was damals bei der Zerstörung des im Sandkasten erbauten Klein-Versailles aus entwicklungspsychologischer Sicht hätte passieren sollen. Ich kann dem Herrn, dessen Hände noch unter dem Po liegen, während er über Koh Samuis Strände referiert, allerdings anbieten, die Augen wieder zu öffnen und einen Blick auf seine im Licht der Mittagssonne leuchtende Eichel zu riskieren. Ich kann ihn außerdem darauf hinweisen, dass das Zurückziehen der

Vorhaut kein Akt roher Gewalt ist. Unter Koh Samuis Sonne hat er nicht mal gemerkt, dass ich seine Vorhaut zurückstreife. Ich hatte Patienten, denen beim erstmaligen Anblick ihrer blanken Penisspitze der kalte Schweiß ausbrach; als ob man ihnen Bilder einer Schussverletzung oder eines offenen Wadenbeinbruches gezeigt hätte. So ähnlich gestaltete sich bis dahin wohl auch das persönliche Verhältnis zum eigenen Geschlechtsteil: nicht hingucken, nicht anfassen. Der Penis ist als »Vermehrungsorgan« von entscheidender Wichtigkeit für die Erhaltung unserer Spezies. Deswegen hat der liebe Gott bei der Erschaffung von uns Männern auch gut darauf geachtet, dass wir hübsch auf unsere Kronjuwelen aufpassen. Körperliche Empfindlichkeit ist der Zeigefinger der Evolution, dass es sich um ein verdammt wichtiges Organ handelt. Siehe Augen und Hoden. Wenn im Laufe der sexuellen Entwicklung aber nicht der richtige Weg gefunden wird, um sein Peterle gründlich kennenzulernen, landet man irgendwann beim Urologen auf der Liege. Manchmal auch beim Sexualtherapeuten auf der Couch, aber dazu später mehr.

Um im Auto-Jargon zu bleiben: Ich lade die Patienten nach dem ersten Schock gerne zu einer kleinen »Probefahrt« ein. Was passiert eigentlich, wenn man die Eichel mit dem Zeigefinger berührt? Brennt das wirklich wie Lava? Reißt die Vorhaut wie eine Briefmarke, wenn man sie über den Eichelkranz zieht? Oft ist es mit den ersten Annäherungen an das beste Stück so wie bei den ersten Fahrversuchen auf dem Idiotenhügel – die Kupplung hakt, zu wenig Gas und zum Schluss säuft die Karre ab. Mit der Disziplin des Vorhautzurückziehens klappt es beim ersten Mal normalerweise ähnlich schleppend.

Mein Tipp, um seinen Penis besser kennenzulernen: ein Fläschchen Wein öffnen (zum Beispiel einen Primitivo aus Apulien), Wasser in die Badewanne einlassen (nicht zu heiß!) und mit einer großen Flasche von deinem Lieblingsduschgel zu zweit hinein! Du und dein Penis, natürlich.

2.1 Von Golf, Ferrari und Smart – Wie eine Erektion passiert

Bei Männern ist ein großes Thema, ob »er« eigentlich normal groß ist. Aber da fängt es schon an, schwierig zu werden. Was ist ein normal großer Penis? Tatsächlich gibt es sogenannte »Richtgrößen«, die in Studien ermittelt werden. Sie sind so aussagekräftig wie die Feststellung, dass viele Männer einen VW Golf besitzen. Um im Bild zu bleiben: Wenn der Penis der meisten Männer ein Golf ist, fahren ein paar unglückliche einen Smart und ein paar glückliche sitzen in einem Porsche Cayenne. Aber, wie es im wirklichen Leben nun mal so ist, viele Männer, die Golf fahren, hätten gern ein paar PS mehr. Von den Smartfahrern ganz zu schweigen.

Der Golf unter den Penissen ist je nach wissenschaftlicher Studie in seiner erigierten Form zwischen zwölf und fünfzehn Zentimeter lang. Übrigens unabhängig davon, wo auf dem Globus gemessen wird. Sie werden also sowohl in Italien, Namibia als auch in Norwegen jemanden aus dem »Langpimmelgeschwader« (O-Ton Kollege M. T., Charité Berlin) finden, der mit seinem Gemächt ein Rudel Wölfe in die Flucht schlagen könnte. Zur korrekten Verortung: Eine Feldmaus (*Microtus arvalis*) erreicht eine Länge (ohne Schwanz) von zwölf Zentimetern. Fünfzehn Zentimeter erhalten Sie in etwa, wenn Sie das Facebook-I-Like-Zeichen zu Hause nachspielen und von der Tischkante bis zur Oberkante des Daumennagels messen. 80 Prozent aller Männer werden sich zwischen Feldmaus und I-Like wiederfinden, 10 Prozent darüber (Daumen hoch), 10 Prozent darunter (Krise).

Interessanterweise liegt der Umfang des Golf-Penis ebenfalls bei zwölf Zentimetern, man muss sich also nicht viel merken. Und über die Kreiszahl Pi können wir flugs noch den Durchmesser ausrechnen – genau, irgendwas um die dreieinhalb Zentimeter, dann haben wir den »normalen Penis«, wie er im Lehrbuch steht. Erigiert natürlich.

Hier noch einmal zum Mitschreiben:
Länge: 12 bis 15 Zentimeter
Durchmesser: 3,5 Zentimeter
Umfang: 12 Zentimeter

Man kann die Penislänge im Übrigen auch im unerigierten Zustand messen. Die Schwellkörper sind bis zu einem gewissen Grad flexible Füllbehälter, die sich je nach Befüllungsdruck ausdehnen können. Sie dürfen also auch den schlaffen Hans nach und nach dehnen und ziehen – was dann letztlich bei der Messung der Länge herauskommt, dürfte sich nicht deutlich von dem in sexueller Kampflaune unterscheiden.

Es kommen regelmäßig Patienten zu mir, die sich darüber beschweren, dass sie Golf fahren. Porschefahrer kommen eher selten. Bei der Untersuchung in der Praxis befindet sich der Kandidat meist auf einer sexuellen Friedensmission, sodass die »aktive« Länge nicht zentimetergenau abzuschätzen ist. Es gibt drei Möglichkeiten der Vermessung: Entweder, ich ziehe und dehne den Golf wie oben beschrieben. Zweitens, ich hole die schon erwähnte Silikonbrust aus der Schublade und lasse den Patienten für zwei Minuten mit sich und der Brust allein. Drittens, der Patient vertraut auf mein Urteilsvermögen (nach dem Hinweis, dass ich seit fünfzehn Jahren circa dreißig Penisse am Tag sehe), ohne dass der Pfau sein Rad schlägt.

Zu 80 Prozent landen wir im prognostizierten Bereich,

sprich: Golfklasse. Ganz selten kommt es zur Diagnose des Mikropenis, wobei nach Definition die Penislänge dann im erigierten Zustand unter sieben Zentimetern liegt. Ein solcher Befund kann unterschiedliche Ursachen haben, denen man diagnostisch nachgehen sollte. Häufig sind hormonelle Ungleichmäßigkeiten ursächlich, die durch angeborene Störungen der Hypophyse zustande kommen. Wesentlich seltener kommen Mutationen im X-Chromosom vor, was auch angeboren ist. Neben dem echten Mikropenis gibt es weitere Situationen, in denen der Penis die magischen zwölf Zentimeter Länge nicht erreicht. Hier kommen der »begrabene Penis«, der »gefangene Penis« oder der »eingeschlossene Penis« differentialdiagnostisch in Betracht. Bei diesen Formen hat der Penis beziehungsweise haben die Schwellkörper die normale Länge, sind aber von Gewebe verdeckt, sodass die volle Pracht nicht zum Vorschein kommt. Hier kann chirurgisch nachgeholfen werden, um aus der Ente einen Schwan zu machen. Diese Diagnosen sind jedoch höchst selten, und der Schwan liegt wie immer im Auge des Betrachters.

Meistens ist es so, dass sich tatsächlich ein Golf in der Sprechstunde vorstellt. Der Golf wird dann betrachtet und vermessen. Wir nennen das Kind dann beim Namen, und der Fahrer ist erkennbar unglücklich mit seinem Gefährt. Was tun? Ein neuer Wagen? Das wird schwierig.

Fangen wir mit den medizinischen Herangehensweisen an. Grundsätzlich ist ein normaler Penis nicht wirklich gut zu verlängern. Und er will es auch nicht. Es gibt aber Gerätschaften, mit denen man einen ständigen Zug auf die Schwellkörper ausüben kann. Über Wochen und Monate. Damit könnte eine Verlängerung der Schwellkörper grundsätzlich möglich sein. Ich denke da zum einen an ballonartige Implantate, die in der Transplantationsmedizin verwendet werden. Die Ballons werden unter die Bauchhaut gesetzt und über Wochen mit mehr und mehr Flüssigkeit gefüllt. So wird die Haut einem stetigen Dehnungszug ausgesetzt. Über Monate entsteht über dem aufgepumpten Beutel eine Art Hautsack. Mit der überschüssigen Haut können dann beispielsweise Verbrennungen im Gesicht gedeckt oder andere schwerwiegende Veränderungen behandelt werden. Das gleiche Verfahren gibt es mittlerweile bei Brustimplantaten, die über Wochen stetig aufgepumpt werden. Wenn Sie Ihren Penis durchgehend über Wochen und Monate strecken möchten, wünsche ich Ihnen viel Freude dabei. Das entsprechende Gerät dazu sieht in etwa aus wie ein Pferdegeschirr aus Stahl. Überlegen Sie sich vielleicht vorher ein paar stimmige Argumente für Ihre Freunde und Arbeitskollegen, warum Sie mit einem Hamsterkäfig in der Hose herumlaufen.

Außerdem gibt es noch die Vakuum-Pumpen, die auf allerlei Internetseiten und in Sexshops angeboten werden. Die Pumpen haben mit Sicherheit ihre Relevanz bei der höchsten Therapiestufe von Erektionsstörungen. Des Weiteren sind sie sinnvoll nach bestimmten operativen Eingriffen am Penis, um eine postoperative Vernarbung zu verhindern. Dass man mit einem solchem Vakuumgerät seinen »Golf« zum »Porsche Cayenne« aufpimpen kann, ist leider Unsinn.

Von irgendwelchen Zaubermitteln, die Ihren Penis anwachsen lassen sollen – sei es in Pulverform, als Tabletten oder Zaubersaft – würde ich Ihnen auch dringend abraten. Es kann nicht funktionieren. Das wäre so, als würden Sie irgendetwas zu sich nehmen wollen, um Ihren kleinen Finger zu verlängern. Was sich dabei allenfalls verändert, ist die Füllmenge Ihres Portemonnaies. Es gibt auch regelmäßige Baumarktbesucher, die die Sache selbst in die Hand nehmen wollen. Lassen Sie es sich gesagt sein: Silikon, Bauschaum und Plastiklineale gehören nicht unter die Penishaut und sind somit nicht geeignet, um etwas an der Penislänge zu verändern. Egal, wie unzufrieden man mit den Maßen seines besten Stücks ist, von einem Besuch im Baumarkt würde ich dringend abraten.

Ein Patient war allerdings anderer Meinung und kam auf eine brillante Idee: Wenn Frauen zu Tausenden ihre Brüste mit Silikon vergrößern lassen, sollte das gleiche Verfahren doch auch beim Penis funktionieren. Gesagt, getan. Allerdings mit einer gravierenden Änderung im Programm: Vor Ort hatte sich der Patient aus einem »Gefühl heraus« für eine Dose Bauschaum aus dem Regal nebenan entschieden. Zu Hause hat er nach ein paar Schnäpsen das spitze Kartoffelmesser mit Essigreiniger aus dem Badezimmer gereinigt, um der notwendigen Hygiene auch ja Genüge zu tun. Der erste Schnitt am Penisrücken tat nach Angaben des Baumarktjüngers, der nunmehr mit einer seltsam anmutenden Statue, die sich aus seiner Hose emporstreckte, bei uns in der Notaufnahme lag, »schon sehr weh«. »Das glaube ich Ihnen gerne«, erwiderte ich und bestaunte das moderne Kunstobjekt, das nur entfernt an »Penis« erinnerte.

Nachdem der Künstler ein ordentliches Loch in die Penishaut geschnitten hatte und der Blick auf die Schwellkörperhaut freigegeben war, steckte er mühsam die Plastikdüse der Bauschaumdose in das blutende Loch und drückte ab. Kennen Sie diese Ballonkünstler auf Jahrmärkten, die die dünnen Luftballons aufblasen, um kleine Pudel, Hüte oder Schwerter daraus zu basteln? Die Füllungsphase im Penis muss ungefähr so ausgesehen haben, als der Mann sich die volle Ladung Polyurethanschaum reingeschossen hat. Gut, Bauschaum war vielleicht keine gute Wahl. Aber als »groß« konnte man das Ergebnis schon bezeichnen.

Nachdem der Hobbykünstler sich an seinem Werk ein paar Tage zu Hause erfreut hatte, begannen die ersten Hautbereiche abzusterben. »Auch der verhüllte Reichstag musste irgendwann wieder ausgepackt werden«, dachte er sich vielleicht und machte sich auf den Weg zu uns ins

Krankenhaus. Das, was wir von seinem Penis noch retten konnten, erinnerte dann in Form und Größe übrigens an ein anderes Produkt aus dem Baumarkt. Kennen Sie die kleinen Türstopper aus Gummi, die im Boden verdübelt sind?

Vor Jahren habe ich den Europäischen Andrologenkongress in Madrid besucht. Dort hat ein Kollege aus Rumänien eine Studie vorgestellt, nach der er aus Leichenteilen einen Penis um das Doppelte verlängert hat. Etwas grotesk nach meinem Geschmack. Ich habe mich spontan an »Frankensteins Monster« erinnert und nach Schrauben gesucht. Ob der Penis funktionierte, ist nicht überliefert. Abgestorben ist er nicht, immerhin.

Wie gesagt, den Penis zu verlängern, ist schwierig. Wenn man unbedingt möchte, kann er, ohne übermäßig viel Risiko in Kauf zu nehmen, verbreitert werden. Dazu können verschiedene biologische Materialien unter die Penishaut gespritzt und verteilt werden, sodass der Umfang zunimmt. Ob die Berührungsempfindlichkeit dabei so bleibt, wie man es sich wünscht – keine Ahnung. Ob der Penis hinterher die Form einer Miniaturwaschmaschine hat – keine Ahnung. Ob nach Jahren das eingespritzte Zeug verkalkt oder anderweitig vom Körper umgestaltet wird – keine Ahnung. Wie sagten wir damals immer während der Facharztausbildung, um uns über uns selbst lustig zu machen: »Meiner ist zwar nicht lang, dafür aber unglaublich dünn!«

Normalerweise kann der Penis des Mannes ja nicht mächtig genug sein, da verhält es sich ja ähnlich wie mit der Größe der gefangenen Fische unter Anglerfreunden. Dass es aber auch andersherum sein kann, habe ich bei meiner ersten OP als neuer Oberarzt an der Uniklinik Köln erfahren dürfen. »Verdacht auf Peniskarzinom« stand auf dem OP-Plan und mein Name in der Operateursspalte dahinter. Je nach Befund macht man bei dieser Erkrankung Probeexzisionen aus dem betroffenen Gebiet, um das Gewebe zur endgültigen Diagnosestellung unter dem Mikroskop untersuchen zu können, manchmal entfernt man mitunter großzügig mehrere Zentimeter des guten Stücks, hin und wieder wird aber auch »emaskuliert« – alles ab.

Bevor dem Krebs aber mit scharfem Stahl zu Leibe gerückt wird, sollte man sich ein Bild von der Sache machen – wie vor jeder OP. Also hastete ich in einer freien Minute in das Zimmer des Patienten, um mich als Chirurg seines Vertrauens vorzustellen, und bat ihn bei der Gelegenheit darum, sich zu entkleiden. Zunächst zog der Patient sein Hemd aus, woraufhin mir zwei funkelnde Brustwarzenpiercings ins Auge sprangen. Ich blickte dem Herrn daraufhin auch mal genauer ins Gesicht. Etwa fünfzig, dachte ich, da sind die beidseitig getragenen zwanzig Ohrringe und Nasenpiercings Geschmackssache. Der Bauch des Herrn war mit DIN-A-4-großen Tätowierungen im Maori-Stil verziert. Zunehmend war ich auf die südlichen Gefilde unterhalb der Gürtellinie gespannt. Und ich wurde nicht enttäuscht!

Nachdem sich der Herr seiner Hosen entledigt hatte, kam ein riesiges Etwas von Hodensack zum Vorschein. Groß wie ein Fußball, faltenlos und knallrot. Aber auch bei näherer Betrachtung war es mir nicht möglich, irgendetwas zu entdecken, auf dass man eine Diagnose für die vorgesehene Operation stützen konnte – schon gar keinen Penis. Ich sah den Herrn an, er sah mich an, wir sahen zusammen seinen Sack an – und schwiegen. »Wo ist denn Ihr Penis?«, fragte ich schließlich. »Irgendwo da drin«, entgegnete er und blickte weiter interessiert zwischen seine Beine. Irgendwo auf der Vorderfront seines Fußballs war tatsächlich ein Schlitz zu sehen, der sich bei näherer Untersuchung in die Tiefe fortsetzte. »Was ist passiert?«, fragte ich mit echter Neugier. »Ich hatte irgendwann keine Lust mehr auf meinen Pimmel. Abschneiden wollte ich ihn nicht, da habe ich ihn weggespritzt. Mit Silikon in den Sack. Das ist jetzt ein paar Jahre her. Vor einer Woche hat es aber angefangen zu bluten, da bin ich zum Arzt gegangen, und der hat mich zu Ihnen geschickt«.

»Recht hat er, Ihr Arzt. Aber warum wollten Sie Ihren Penis verschwinden lassen?«

Er erzählte mir dann etwas von sexuellen Problemen, enttäuschter Liebe und anderen Beziehungsdramen, und dass er dann nach ein paar Wochen mit Silikon aus dem Baumarkt und einem Spritzenset vom Apotheker angefangen habe, dem Quell allen Übels den Garaus zu machen. Bei einer genaueren Untersuchung tastete sich das ganze Ding wie eine zu hart gewordene Monsterfrikadelle, ohne dass ich nur den Hauch einer Ahnung davon bekam, wo sich in diesem Gewebehaufen ein Penis befinden sollte. Prima Einsteiger-OP!

Am nächsten Tag legten wir dann los. Irgendwann ertönte aus den Tiefen des Hodensacks etwas, was wie ein kleines Glöckchen klang, wenn man mit der Schere daran stieß. Schon bald kam die Eichel ans Licht, längs und quer mit dicken Stahlstiften durchbohrt, oben und unten mit aufgeschraubten Kugeln vorm Verrutschen geschützt. Jahrelang hatte die geschundene Eichel im Dunkel verbracht, entzündet und blutend lag sie nun vor uns. Der Penis wurde noch ein bisschen weiter freigelegt und auf Sackhöhe mit der Haut vernäht. Das war kein schöner Anblick, aber immerhin kein Krebs.

Und was machen wir nun mit dem Golffahrer, der keinen Golf möchte? Die oberste Prämisse lautet: Jeder, der zu mir kommt, hat ein Problem. Also nehme ich ihn ernst. Das meine ich genau so. Ich sehe immer wieder Patienten, die von Arztbesuchen erzählen, die mich wegen des Fehlens von jedweder Empathie erschaudern lassen. Ein zu kleiner Penis ist zwar kein metastasiertes Nierenzellkarzinom oder eine robotisch assistierte Prostataoperation, dennoch sucht sich keiner sein Leiden zum Spaß aus. Jeder will vom Arzt seines Vertrauens angehört werden, ohne dumme Sprüche.

Bei mir im Sprechzimmer steht beispielsweise die Kopie einer antiken Statue von Michelangelo, David heißt er, glaube ich. Seit Jahrhunderten ist er ein Sinnbild für Schönheit und Männlichkeit, obwohl er einen eher kleinen Penis hat. Bei der Besprechung des Befundes findet David den Weg schnell auf die Mitte meines Schreibtisches, um den Riesen ein wenig Contra zu geben. Denn oftmals sind es junge Männer, die mit ihrer Penisgröße unzufrieden sind. Ich könnte mir vorstellen, dass besagte Herren ihre Vorbilder nicht in der Duschkabine des heimischen Fußballklubs suchen, sondern bei den gängigen Pornoanbietern im Internet, wo nun mal berufsbedingt das Langpimmelgeschwader heimisch ist. Jockeys sind klein, Basketballer groß – Sie wissen schon. Auch da kann es hilfreich sein, den Herrn mal in das Spaßbad um die Ecke zu schicken, um sich anatomisch zu verorten, bevor er sich vor Gram gebeugt zu irrwitzigen Handlungen leiten lässt.

Zum Schluss möchte ich noch zwei effektive Möglichkeiten erwähnen, bei denen bei Bedarf der Penis zwar nicht länger wird, aber dennoch deutlich länger erscheint: Bei der Untersuchung von Patienten mit gefühlt zu kleinem Penis ist oft nicht der Penis zu klein, sondern das Drumherum zu groß. Stecken Sie mal ein Streichholz in eine Erbse und in eine Melone … Wenn der Babyspeck nicht ganz weg oder die Bierplautze schon da ist, ist oft das suprapubische Fettdepot, also jene ominöse Zone unterhalb der Gürtellinie im Schambeinbereich, stark ausgeprägt. Der Penis verschwindet nahezu im Fettgewebe. Bei der Untersuchung können die Schwellkörper bis an den Beckenring freigelegt werden, wenn man das Fett zur Seite schiebt. Wenn man den Patienten dabei mithelfen lässt, ist das Ergebnis umso eindringlicher. Diesbezüglich gibt es übrigens eine schöne wissenschaftliche Studie: Zehn Kilogramm Körpergewicht weniger bedeuten ein bis zwei Zentimeter Penislänge mehr!

Eine weitere Möglichkeit, den Penis länger erscheinen zu lassen, besteht in der Durchführung einer einfachen Operation. Dort, wo der Penis aus dem Körperstamm herauslugt, ist er noch lange nicht zu Ende. Es gibt die sogenannten *Corpora fixa*, die hinter dem Beckenknochen nach unten in die Tiefe des Körpers ziehen. Damit ist der Penis quasi wie eine Fahnenstange tief im Boden verankert und kann selbst bei starkem Seegang gegenhalten. Im Bereich des Beckenknochens werden die Penisschwellkörper durch kurze Bänder in Position gehalten. Dadurch kann sich der Penis bei der Erektion aufrichten, was bei entsprechender weiblicher Anatomie die Penetration deutlich vereinfacht. Durchtrennt man diese Bänder, hängt der Penis einige Zentimeter weiter aus dem Körper heraus. Eine Erektion ist dann zwar immer noch möglich, allerdings baumelt der Penis dann wie ein harter Krückstock an Opis Arm herunter. Ob dies der Lust förderlich ist, muss jeder für sich selbst entscheiden.

Ein einziges Mal besuchte mich ein Patient, der sich über ein zu großes Stück an Männlichkeit beklagte. Bei der Untersuchung verstand ich dann, was er meinte. Sex mit seiner Partnerin sei einfach nicht möglich. Auch habe es bisher nur eine Frau gegeben, die seiner Anatomie »begegnen« konnte. Aber auch hier gibt es keine Pille oder keine Standardoperation, die man guten Gewissens anbieten könnte. In der wissenschaftlichen Literatur habe ich dann von sogenannten »penilen Reduktionsplastiken« gelesen, bei denen der Penis der Länge nach aufgeschnitten und ein kuchenstückartiger Keil aus beiden Schwellkörpern herausgeschnitten wird. Anschließend wird der Penis zusammengeklappt und wieder zugenäht. Das hört sich nicht gerade verlockend an, erinnert die OP doch stark an einen Hot Dog, dem das Würstchen genommen wird.

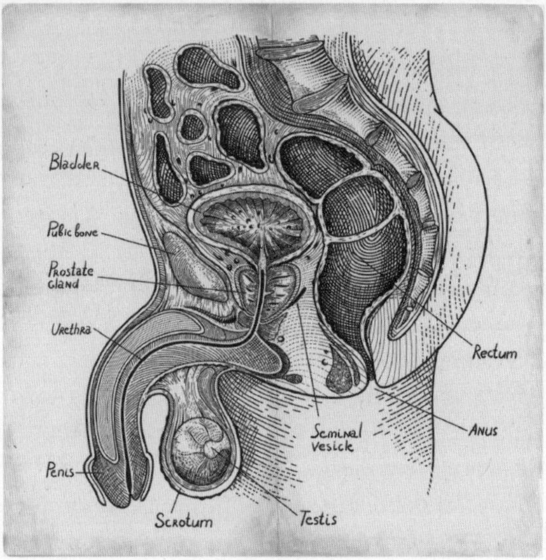

Abb. 1: Die lammellenartigen Bänder zwischen Penisansatz und dem Schambein (*Pubic Bone*) halten den Penis bei einer Erektion aufrecht. Werden diese durchtrennt, erscheint der Penis länger. Er kann sich aber bei einer Erektion nicht mehr gut aufrichten.

Ich kann mich nach gefühlt Zehntausenden Penissen in meiner Laufbahn an das eine oder andere Gemächt erinnern, welches das Wort »olympisch« treffend umschreibt. Da war der alte Herr Professor, eigentlich von kleiner Gestalt. Der Katheter war aber fast zu kurz, um in seine Blase zu gelangen. Im OP-Saal sollte eine Blasenspiegelung durchgeführt werden. Letztlich mussten wir statt dem üblichen Zystoskop ein doppelt so langes Urethroskop verwenden, mit dem man sonst bis in die Niere schaut.

Ich denke in diesem Zusammenhang auch an einen US-amerikanischen Schauspieler erster Garde, der sich gerade in Berlin aufhielt, als sich sein Nierenstein meldete. Ich hatte die Ehre, ihm nachts eine sogenannte »Doppel-J-Schiene« zu legen, um ihn von seinen Koliken zu befreien. Der Anästhesist schwärmte völlig verzaubert: »Was für ein Teufel …« und hielt prüfend seinen Unterarm als Vergleich daneben.

Die Rekordhalter im Penisolymp schleppen sich im Übrigen mit über dreißig Zentimetern Organlänge ab. Hierbei gibt es sowohl die oft zitierten Blutpenisse als auch die ebenso unschick beschriebenen Fleischpenisse. Der Blutpenis zeigt sich zunächst von eher kleiner Gestalt und füllt sich erst im Einsatz zu Gefechtsgröße. Pessimisten sagen »Italiener«. Euphemistisch ausgedrückt handelt es sich um eine effiziente Größenanpassung im Bedarfsfall, vergleichbar mit einer Teleskopangel beim Fischen oder einem Leporello. Bei Letzterem handelt es sich um geschickt gefaltetes Papier, zum Beispiel einen Fahrplan aus dem 2.-Klasse-Abteil der Deutschen Bahn. Die Bezeichnung des Faltblattes rührt übrigens vom Namen des Dieners von Don Giovanni aus gleichnamiger Oper her, der die paneuropäischen Liebschaften seines Herrn auf einem derart gestalteten Papier auflisten musste, um sie für die Nachwelt zu dokumentieren. Das »Ma in Spagna, son gia mille e tre …«, mit dem Leporello in seiner Arie die tausenddrei Damen allein aus Spanien besingt, die durch die Hände des Mozart-Helden gehen, ist legendär – aber das nur am Rande.

Der Fleischpenis dagegen besticht durch mehr oder weniger volle Pracht auch ohne Erektion. Euphemisten mögen »Paradiesvogel« meinen, Pessimisten vergleichen ihn mit einem nicht vermieteten Ferienhaus. In welcher von beiden Mannschaften man landet, hängt von der Dehnbarkeit der *Tunica albuginea* ab. So bezeichnet man die harte äußere Haut der Penisschwellkörper, die sich im Gefechtsfall mit Blut füllen und dann bei steigendem Druck eine prachtvolle Kopulationsfähigkeit entfalten. So kann man die Penislänge in dyadischer Interventionslaune auch ohne sexuell gesteuerte Blutzufuhr messen, wenn man den Penis lange genug zieht und dehnt. Einer meiner Kollegen aus der Charité kreierte einst den wundervoll lautmalerischen Begriff des »Doppel-Schlong«, wenn ein Herr von beiden Welten bedacht worden war.

2.2 Warum ist der Penis ein Penis?

Warum ist ein Penis ein Penis, oder anders gefragt: Wie funktioniert so eine seltsame Laune der Natur eigentlich? Ich erinnere mich dunkel an einen Tag in meiner frühen Sturm- und Drangzeit, als mir ein für damalige Verhältnisse höchstphilosophischer Gedanke bezüglich der »Diversität des Penis« ins Hirn sprang. Es war auf einer Party und einige Biere führten mich in den Porzellansaal. Der Raum war nicht gerade schön, ein Blumenladen roch deutlich besser. Hinter einer der abschließbaren Türen vernahm ich das stakkatoartige Stöhnen, das typischerweise dann zu vernehmen ist, wenn zwei Menschen sich körperlich sehr nahekommen. Ich stand also vor dem Pissoir, und war von *»meinem Vorgang«* nicht wirklich angetan. Die innenarchitektonische Schlichtheit der Räumlichkeiten und die geruchsschöpferische Liaison von Harnstein und Hygienewürfeln unterstrichen meinen Eindruck. Keine zwei Meter weiter aber, hinter der verschlossenen Tür, nutzte ein Geschlechtsgenosse das gleiche Organsystem wie ich. Nur das bei *»seinem Vorgang«* sein Serotonin wahrscheinlich gerade überkochte, sich vielleicht die Liebe seines Lebens in sein Leben stahl und er wahrscheinlich die nächsten zehn Jahre, was sag ich, sein Leben lang von diesem Ereignis erzählen würde. Nun gut, ich erzähle von diesem Ereignis auch nach 20 Jahren noch einmal, aber damals wusste ich auch nicht, dass ich einmal ein Buch über »urologisches Infotainment« schreiben würde.

Ein Organ, zwei Funktionen. Nun, wir müssen wohl oder übel mit dieser penilen Diversifikation klarkommen. Ich werde mich zunächst auf den interpersonellen Aspekt beschränken. Schauen wir uns dazu einmal die Anatomie an. Der Penis besteht aus drei Schwellkörpern. Zwei davon sind eigentlich für den Sex bestimmt. Sie füllen sich bei Bedarf mit Blut, schwellen an und bauen mitunter einen enormen Druck auf.

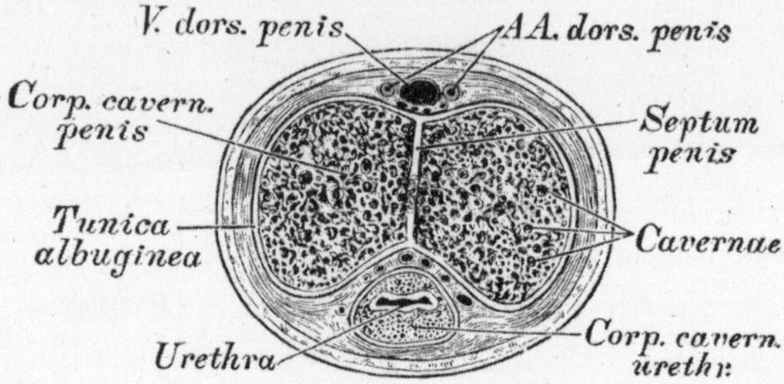

Abb. 2: Querschnitt durch den besten Freund des Mannes. Die beiden Schwellkörper des Penis (*Corpora cavernosa*) erzeugen bei Blutfüllung über die Cavernen die Erektion. Die Erektion wird über die Außenhaut der Schwellkörper (*Tunica albuginea*) in Form gehalten. Die Harnröhre (*Urethra*) verläuft in einem dritten Schwellkörper, der sich bei einer Erektion ebenfalls mit Blut füllt.

Das Resultat ist eine prachtvolle Erektion. Der dritte Schwellkörper beheimatet die Harnröhre. Auch dieser Schwellkörper füllt sich bei einer Erektion mit Blut (deswegen kann man bei einer Morgenlatte auch nicht pinkeln), ist aber nicht für das eindringliche Ereignis entscheidend. Dieser Schwellkörper mündet in die Eichel. Die Erektion ist oberflächlich betrachtet eine simple Sache. Blut fließt rein, Schwellkörper schwillt an, Druck steigt. Bedenkt man aber, dass wir eine Erektion nicht unbedingt beim samstäglichen Zusammentreffen mit der Käsefachverkäuferin im heimatnahen Supermarkt brauchen, und man zudem weiß, wie schwierig es mitunter sein kann, den kleinen Freund auf Betriebstemperatur zu bekommen, scheint sich bei genauerer Betrachtung vielleicht doch eine etwas subtilere Regulation dahinter zu verstecken.

Wieso laufen wir nicht ständig mit einer strammen Erektion durch die Gegend, wenn der Penis doch wie jedes andere Organ auch ständig durchblutet wird? Schuld – zum Glück – ist der Sympathikus, ein Nervengeflecht, das von der oberen Wirbelsäule die Genitalregion versorgt. Der Sympathikus hemmt die Erektion in allen Alltagslagen, indem die Blutgefäße, die eine Erektion auslösen können, auf einen kleinen Durchmesser mit wenig Blutfluss gedrosselt werden. Wenn wir unsere Herzallerliebste, die heimliche Liebe aus der Nachbarklasse oder das Supermodel am Zeitungskiosk sehen, wird ein sexueller Reiz Richtung Hirn gepostet und Kollege Parasympathikus übernimmt. Eine Berührung, ein Geruch oder auch nur ein Gedanke kann aber ausreichen, damit Botenstoffe wie Stickstoffmonoxid oder Acetylcholin ausgeschüttet werden, um den Sympathikus direkt aus dem Stammhirn zu verbannen, damit der parasympathische Kollege aus dem unteren Rückenmark erneut den Befehl »Schleusen auf« an die zuführenden Schwellkörperarterien gibt. Durch die erhöhte Blutzufuhr aus den Arterien saugt das Schwellkörpergewebe das Blut auf wie ein trockener Schwamm, füllt sich und wird größer. Es kann so viel Blut in die Schwellkörper gepumpt werden, dass der Druck im Penis den normal gemessenen Blutdruck deutlich übersteigt. Bei einem Blutdruck von 500 Millimetern Quecksilbersäule hätten 90 Prozent aller Menschen sicherlich einen sportlichen Schlaganfall durch eine Massenblutung im Hirn. Ist der Penis so stark gefüllt, werden die Venen, die das Blut wieder in den Körper zurückfließen lassen, in den äußeren Randbezirken des Penis zugedrückt. Die Erektion steht, dank Parasympathikus und offenen Arterien. Beim Orgasmus kommt der Sympathikus wieder zum Zuge, die zuführenden Gefäße verengen sich wieder, weniger Blut fließt hinein, die Venen im Schwellkörper füllen sich wieder mit Blut und vorbei ist es mit der Erektion.

2.3 Was macht eigentlich die Eichel?

Die Eichel, auch Penishelm genannt, ist von der Vorhaut bedeckt. Der äußere Teil des »Präputiums«, wie die Profis sagen, besteht aus der »normalen« oberflächlichen Haut, hat also eine Hornschicht und ist relativ robust. Der innere Anteil, schimmernd glänzend, wenn man die Vorhaut zurückzieht, ist mit einer Schleimhaut bedeckt und deutlich sensibler. Hier finden sich die Meissner'schen Tastkörperchen – tausend kleine Alarmanlagen, die bei der flüchtigsten Berührung hochgehen wie ein Eimer Benzin im Hochofen. Damit gehört die Vorhaut mit zu den sensibelsten Bereichen des männlichen Körpers. Schon aus dem Grunde sollte man es sich gut überlegen, ob und wann man die Vorhaut aus kosmetischen oder hygienischen Gründen operativ entfernt. Man beraubt sich durch eine Zirkumzision einer Menge Nervenendigungen, die im interpersonellen Miteinander doch eine Menge Lust und Spaß bringen können. Als ich noch Student im praktischen Jahr in der Urologie war, arbeitete dort ein uralter Oberarzt, der im ganzen Klinikum für seine markigen Sprüche bekannt war. Ein Chirurg sprach ihn auf dem Flur vor dem OP auf das fortgeschrittene Alter des Patienten an, der gerade für eine Beschneidung vorbereitet wurde. »Versteh ich auch nicht«, brummelte der Urologe, »da macht das Wichsen ja gar keinen Spaß mehr.« Ach ja, die Urologen, alles Feingeister.

Die Vorhaut setzt sich in das Penisbändchen, das Frenulum, fort. Bezeichnet man das innere Vorhautblatt als sensibel, dann ist das Frenulum der König aller sensiblen Stellen. Das Frenulum ist gern mal ein bisschen zu kurz geraten, sodass bei einer Erektion und beim Anschwellen des Penishelms Zug auf das Bändchen ausgeübt wird. Dadurch wird es noch sensibler, da die Meissnerschen Tastkörperchen gereizt werden und feuern.

Im Lehrbuch steht: »… die Vorhaut hält die Eichel zart und feucht und schützt sie vor Verletzungen, Schmutz, schädlichen Umwelteinflüssen, Austrocknung und Sensibilitätsverlust«. Von wegen. Von diesen Vorzeigeeigenschaften der Vorhaut bekomme ich in der Praxis wenig zu sehen. Normalerweise stellen sich die Patienten mit ihren Vorhäuten bei mir in der Praxis vor, wenn Rötungen, Reizungen, Entzündungen, Einrisse oder Verletzungen irgendwelcher Art aufgetreten sind. Manchmal ist die Vorhaut auch einfach zu eng, was als »Phimose« bezeichnet wird. Dabei ist die Vorhaut auch in erschlafftem Zustand nicht über die Eichel zu ziehen. Eine echte Phimose besteht allerdings, wie schon gesagt, eher selten.

Viele Männer beschreiben Probleme mit der Vorhaut bei der Erektion vor dem Geschlechtsverkehr. Entweder ist die Vorhaut dann zu eng und reißt leicht ein, was zu Entzündungen und natürlich zu Schmerzen führt. Klemmt sich die Vorhaut bei der Erektion hinter den Eichelkranz und rutscht nicht mehr zurück, spricht der Fachmann von der »Paraphimose« und rät zur schleunigen Lösung des Problems. Die abgeklemmte Vorhaut schwillt dabei nämlich weiter an und schnürt sich und dem Penis mehr und mehr die Blutzufuhr ab. Das kann in schlimmeren Fällen zum Absterben von Gewebe bis hin zur Notwendigkeit größerer Operationen führen. Allerdings muss bei Weitem nicht jede Vorhaut entfernt werden, die mal hinter der Eichel festhängt. Manchmal hilft Gleitgel, um das Zurückflutschen zu erleichtern. Ähnlich positiv kann sich übrigens auch die Verlängerung des Vorspiels mit der Partnerin auswirken, weil auch dadurch die Gleitfähigkeit aller in Betracht kommenden Körperteile verbessert wird.

Ist die (Vor-)Haut generell sehr trocken, kann mit regelmäßiger Körperpflege über eine feuchtigkeitsspendende Lotion die Haut elastischer und ein wenig widerstandsfähiger gegenüber kleinen Einrissen gemacht werden. Ist die Vorhaut durch wiederkehrende Entzündungen narbig eingeengt, kann im Anfangsstadium versucht werden, die narbigen Veränderungen rückgängig zu machen. Ich empfehle hochdosierte Gaben von Arginin. Das ist eine Aminosäure, die auch bei Erektionsstörungen Nutzen bringen kann. Arginin lässt neue Blutgefäße aussprossen. Bei einer Vernarbung in der Vorhaut gehen die kleinsten Blutgefäße zugrunde, dadurch wird das Gewebe immer unelastischer und schrumpft langsam. Durch eine Verbesserung der Durchblutungssituation können die Veränderungen in einigen Fällen rückgängig gemacht werden, sodass keine OP notwendig ist. Zur Unterstützung können milde Cortisoncremes benutzt werden. Sollte diese Therapieform bei wiederholten oder chronischen Vorhautentzündungen nicht ausreichen, kann in Ausnahmefällen auch Tacrolimus in Salbenform versucht werden.

Hilft das alles nichts, sollte mit der Entscheidung zur Beschneidung nicht zu lange gewartet werden. Durch ein Fortschreiten der Entzündung kann es schwierig werden, die Hygiene so walten zu lassen, wie es sich für diesen Körperteil gehört. Außerdem kann ein Übergreifen einer Vernarbung auf das Vorhautbändchen eine ungünstigere Ausgangssituation für ein schönes OP-Ergebnis nach sich ziehen.

2.4 Feuerwerk am Penisbändchen

Das Frenulum, oder liebevoll das Bändchen genannt, verbindet die Vorhaut mit der Eichel und ist, wie oben schon erwähnt, ein sprichwörtliches Nervenbündel. Hier rasen Nervenfasern entlang wie Rennwagen in Le Mans. Das ist gut so, denn so gibt es einen Punkt, auf den man sich beim Sex mit aller Behutsamkeit stürzen kann. Nun ist das Bändchen aber kein Schiffstau, sondern ein zartes Schleimhautfältchen, wie es auch an der Unterseite der Zunge, an der Ober- und der Unterlippe, an der Klitoris und auch als Aufhängeapparat am Darm vorkommt.

Wer sich vor Augen hält, dass sich beim Geschlechtsverkehr ein mittleres männliches Körpergewicht von fünfundsiebzig Kilogramm senkrecht Richtung Erdmittelpunkt bewegt und aufgrund fehlender Scheidenlubrikation der blanke Hans schon mal ins Stottern gerät, dem wird schnell gewahr, dass dieses flatterhafte Häutchen auch an- oder gar durchreißen kann. Lubrikation bezeichnet die Scheidenfeuchtigkeit und bestimmt damit neben der Erregung der Partnerin durch ein vernünftiges Vorspiel auch den vaginalen »Flutschfaktor«. Was sich ein wenig despektierlich anhört, hat einen nicht ganz unwesentlichen Hintergrund: Unabhängig von der männlichen Anatomie ist für viele Frauen ein wie auch immer geartetes Vorspiel natürlich wesentlicher Bestandteil für eine zufriedenstellende sexuelle Lebensqualität. Männer sind dagegen (sexuell!) wie ein altmodischer Gasherd: An. Heiß. Bei Frauen verhält es sich oft eher wie beim Elektroherd: Es braucht ein wenig, bis die Temperatur stimmt. Außerdem ist der Lubrikationsstatus oft von der Dauer des Vorspiels abhängig – und damit der Flutschfaktor. Je länger und intensiver also das Vorspiel für die Frau ist, desto geringer ist die Gefahr, dass beim Mann das Frenulum Schaden nimmt.

Was ist nun, wenn trotz ausgiebigen Zusammenseins die »Gitarrensaite des Penis« über Gebühr strapaziert wird und mit einem hochklingenden »Zinnnng« reißt? Neben den nervalen Rennwagen verläuft im Frenulum auch die *Arteria frenularis*.

Arterie und Vene, wie war das noch? Die Venen bringen das verbrauchte, sauerstoffarme Blut mit relativ wenig Druck zurück zum Herzen, von wo aus es wieder in die Lunge gepumpt wird, um mit Sauerstoff angereichert zu werden. Bei einer Verletzung, bei der eine Vene betroffen ist, ist das Blut aufgrund des geringen Sauerstoffgehaltes eher dunkel, und das Blut sickert wegen des geringeren Drucks aus der Wunde recht langsam heraus. In den Arterien herrscht ein deutlich höherer Druck. Reißt eine dieser Schlagadern, spritzt deutlich mehr Blut hellrot aus der Wunde. Daher liegen die Arterien auch generell tiefer im Körper, um vor größeren Blutverlusten geschützt zu sein. Nun gibt es in dem nur etwa einem Millimeter dünnen Frenulum kein »tief«. Damit ist das Vorhautbändchen eine Achillesferse der arteriellen Blutversorgung. Mal abgesehen davon, dass eine Mücke mit einem heftigeren Strahl pinkeln kann, als die *Arteria frenularis* Blut führt – so ein Riss des Frenulums tut ordentlich weh, verursacht trotz des geringen Blutverlustes eine mächtige Sauerei im Schlafzimmer und sorgt für schreckhafte Momente bei allen Beteiligten. Noch ärgerlicher ist, dass sich die offene Wunde häufig entzündet, schließlich ist der Vaginaltrakt nicht gerade als keimfreier Raum bekannt. Aber dazu später mehr.

Bis sich die entzündete Wunde von selbst regeneriert, kann es schon mal ein paar Wochen dauern. Zuweilen erfahren gerade junge Männer im Frühling ihrer sexuellen Schaffenskraft, was es heißt, ein zerfetztes Frenulum mit sich herumzutragen.

Enthaltsamkeit fällt schwer, wenn Abifeiern oder die Semesterabschlusspartys rufen, aber sie ist leider manchmal der einzige Weg. Wer schwach wird, bezahlt mit einer quasi unendlichen Geschichte. Das Problem ergibt sich aus der gestörten und verzögerten Wundheilung. Je länger es dauert, desto mehr zeigt sich eine Narbenbildung im Verletzungsbereich. Und je mehr Vernarbung, desto mehr schrumpft das Frenulum im Narbenbereich. Und je mehr es schrumpft und sich verkürzt, desto mehr Zug entsteht beim nächsten Geschlechtsverkehr. Und je mehr Zug auf das Frenulum einwirkt, desto eher reißt es wieder ein. Es ist ein Teufelskreis.

Also, was tun, wenn es reißt? Zunächst einmal: Ruhe bewahren. Es sieht mitunter für die Betroffenen dramatisch aus, was nachts nach jäher Unterbrechung des partnerschaftlichen Miteinanders die Rettungsstelle betritt. Es passiert aber grundsätzlich nichts, was »vital gefährdend« wäre. Bei einer typischen Schnittverletzung am Gurkenhobel verliert man mehr Blut, und davon ist auch noch keiner von dieser Erde gegangen.

Normalerweise reicht bei der akuten Blutung, sie für eine halbe Stunde mit einem Taschentuch (oder was sonst gerade greifbar und halbwegs steril ist) abzudrücken. Der Durchmesser der Arterie ist so gering, dass damit meist die Blutung zum Stillstand kommt. Am nächsten Morgen ist es dann sinnvoll, einen genaueren Blick zu wagen, sich über die Unversehrtheit des besten Stückes zu freuen und die Verletzung des Bändchens näher zu betrachten. Wenn man »Glück« hat, ist das Frenulum komplett bis auf den Penisstamm durchgerissen. Ich weiß, das hören die wenigsten gerne. Der Punkt ist aber, viel mehr machen wir Urologen bei einer OP auch nicht. Dann zwar unter Lokalnarkose, sterilen Bedingungen und Berücksichtigung einiger kosmetischer Erwägungen, dennoch wird das Frenulum bei einer OP mit dem Skalpell bis auf den Penisstamm durchtrennt.

Klarer Nachteil der OP: Wird das Frenulum durchtrennt,

wird es aus kosmetischen Gründen gerne komplett entfernt. Dazu braucht es Nähte. Bis die Nähte abfallen, vergeht gern mal ein Monat. So lange sollte man auf jeglichen Geschlechtsverkehr verzichten, da es sonst erneut zu Blutungen oder Infektionen kommen kann. Nach einem beherzten Riss mit anschließendem Druckverband kann Kollege Penis wieder nach ein paar Tagen ausgehfähig sein, sofern sich eine Infektion verhindern lässt. Auch das ist keine Raketenwissenschaft: Kamillenbäder, (wenig) Wund- und Heilsalbe und für ein paar Tage den kranken Mann allenfalls zum Pinkeln mobilisieren!

Sollte der Frenulumriss nicht komplett sein, ist im Rahmen der Narbenbildung eine Verkürzung mit oben beschriebener Kausalkette nicht unwahrscheinlich. Hier kann ein frühzeitiger Einsatz lokaler Cortisoncremes ratsam sein, um die Vernarbung so gering wie möglich zu halten. Außerdem gilt auch hier, die Füße stillzuhalten, bis alles komplett ausgeheilt ist. Sollte es dann kurz darauf wieder zu einem Einriss kommen, ist eine OP eher früher als später angezeigt. Je mehr das Bändchen vernarbt, desto schwieriger ist ein zufriedenstellendes Operationsergebnis zu erzielen.

Hornzipfel

Als Hornzipfel bezeichnet man die winzigen Ausstülpungen, die am unteren Rand des Eichelkranzes mal mehr, mal weniger sichtbar sind. Manchmal braucht man eine Vergrößerungsoptik, um sie zu sehen. In seltenen Fällen können die Hornzipfel allerdings eine Größe von einigen Millimetern erreichen, was ein kosmetisches Problem darstellen *kann*. Die Sache ist die: Man kann beziehungsweise sollte nichts tun. Zum einen ist die *Hirsuties pappilaris*, wie sie im Fachjargon heißt, in keiner Weise gefährlich. Sie hat also keinen Krankheitswert und steht damit in ihrer Harmlosigkeit Geheimratsecken oder einer Sommersprosse auf der Nase in nichts nach. Des Weiteren habe ich noch nie erlebt, dass die Hornzipfel – abgesehen vom kosmetischen Aspekt – in irgendeiner Weise symptomatisch geworden sind. Auch hier stehen sie in einer Linie mit der Haarfarbe oder dem Verlust der Milchzähne.

Würde man die Wärzchen entfernen wollen, müsste man in irgendeiner Weise operativ vorgehen, Pillen oder Salben gibt es diesbezüglich nicht. Theoretisch denkbar wäre der Einsatz eines Skalpells oder eine Laserkanone, um die Zipfel zu entfernen. Da der Eichelkranz wahnsinnig gut durchblutet ist, gäbe es bei einer solchen OP aber eine höllische Sauerei mit der fast biblischen Gewissheit einer vollständigen Vernarbung der Eichel.

Ein roter Punkt ist ein roter Punkt ist ein roter Punkt

An dem Tag, als der Rote Stern vom kleinstadtgroßen Parlamentsgebäude in Budapest entfernt wurde, war ich zufällig in der Stadt an der Donau. Der Taxifahrer wollte seinen Augen offensichtlich keinen Glauben schenken und blieb mitten auf der Straße stehen. Manchmal – nur ganz selten – wünschte ich mir, dass neben dem Roten Stern auch der Rote Punkt von der Bildfläche verschwinden würde. Für Urologen hätte das wohl einen ähnlich historischen Wert wie das Abschrauben des kommunistischen Wahrzeichens für den Taxifahrer.

Als roten Punkt beschreiben unsere Zunft und betroffene Patienten ein und dasselbe. Einen roten Punkt. Gerne auf der Eichel, gerne auf der Vorhaut. Mal zwei bis drei Millimeter im Durchmesser, gerne auch nicht mehr zu sehen! Wie ich schon beschrieben habe, versuche ich jedem Patienten die gleiche Empathie entgegenzubringen. Egal ob Nierenkrebs, Kinderwunsch oder Vorhautentzündung. Bei den Worten: »Ich hatte hier mal irgendwo einen roten Punkt auf der Eichel, der ist schon seit drei Wochen nicht mehr zu sehen, aber ich dachte, sicher ist sicher«, schaue ich mir die Sache natürlich auch gerne an und berate meinen Patienten. Wenn sich der Herr aber als ultradringender Notfall anmeldet und Nierenkoliken oder einem neu entdeckten Hodenkrebs den Platz in unserer Notfallsprechstunde streitig macht, muss er darauf gefasst sein, ein wenig mehr Wartezeit in Kauf zu nehmen.

Männer, macht euch nicht verrückt! Ein roter Punkt auf der Eichel ist in den allermeisten Fällen dasselbe wie ein roter Punkt im Gesicht, nämlich eine kleine Entzündung. Andere sagen auch »Pickel« dazu. Wenn man bedenkt, wie oft der rosa behelmte Liebeskrieger mit Bakterien in Berührung kommt und dabei auch mehr oder weniger zart beansprucht wird, ist es nur verständlich, dass sich die Oberfläche der Eichel hier und da mit einer kleinen Hautrötung meldet. Normalerweise vergehen diese Entzündungen innerhalb weniger Tagen von allein. Aber auch hier gilt: Je besser der »Flutschfaktor«, desto weniger mikroskopische Verletzungen sind in der Eichelhaut zu erwarten, und die Bakterien können sich erst gar nicht unter die Haut drängeln, um eine Entzündung auszulösen.

2.5 Sexuell übertragbare Krankheiten

Genitalwarzen? Matrosen am Mast? Genitale Kirschblüte?

Warzen im Genitalbereich sind für alle Beteiligten keine Freude und selbst für den geübten Laien nur schwierig auszusprechen. *Condylomata acuminata* oder *Mollusca contagiosa* heißen sie und klingen dabei ein bisschen wie eine Grande Dame des argentinischen Tangos. Neben dem Hauch südamerikanischen Flairs gibt es aber nun wirklich nichts mehr zu beschönigen.

Die finger- bis linsenförmigen Warzen treten von der Gürtellinie an abwärts überall dort auf, wo man sie sich am wenigsten wünscht: Penis, Hodensack, Vorhaut, Eichel, Oberschenkelinnenseite und im gesamten Schambeinbereich. Das HPV (Humanes Papillomavirus) und das Molluscipox-Virus (ein Familienmitglied der Pockenerreger) fallen dort ein wie beim Junggesellenabschied im »Ballermann« und verursachen fortan störende und juckende Hautwucherungen. Die Veränderungen sind anfangs kaum sichtbar, sodass ich oft selbst nicht sicher sagen kann, ob es sich um eine Mini-Genitalwarze und damit um den Beginn einer langen, langen gemeinsamen Reise oder aber um einen Drüsenfollikel handelt, der durch ein wenig Entzündungsreaktion nach einer unwirschen Rasur im Genitalbereich auf sich aufmerksam machen möchte – anders gesagt, ein Pickel.

Das andere Ende der Fahnenstange ist allerdings wie die berühmte Richterskala nach oben offen. Neben den häufig linsen- bis reiskorngroßen Veränderungen können Feigwarzen bis auf

Kirschgröße anwachsen. Spätestens dann fragen sich die meisten Patienten, ob der Gang zum Urologen eine Option wäre. Der »Buschke-Löwenstein-Tumor« beschreibt ein quasi explodiertes Kondylom, welches in Größe, Form, Gewicht und haptischer Erfahrbarkeit einem Blumenkohl überaus nahekommt. Allerdings nicht in Werder-Bremen-Grün-Weiß, sondern in Wanne-Eickel-grau-fleischfarben.

Übertragen werden die Erreger durch Sex, wobei nicht mal Geschlechtsverkehr im eigentlichen Sinne dabei gewesen sein muss. Intensives gegenseitiges Kümmern reicht aus, um HPV von A nach B zu transferieren. Wirklich doof ist dabei, dass nicht mal Kondome vor einer Übertragung schützen. Häufig treten die Warzen als Erstes im Schambeinbereich auf. Möchte man sich vor einer Infektion schützen, müsste man schon eine ALDI-Tüte oder besser noch eine Lkw-Plane zwischen sich und den Partner platzieren. Das gibt aber meist Abzüge beim Romantikfaktor und wird daher gerade beim ersten Kennenlernen oft abgelehnt.

Als Virusträger ist man noch nicht krank! Pathologisch, oder krankhaft, ist erst das Erscheinen der beschriebenen Hautveränderungen. Das Auftreten der Warzen ist dann abhängig vom Immunstatus. Man kann also durchaus über lange Zeit samt viraler Mitbewohner gut durch's Leben kommen, ohne etwas zu bemerken. Wenn aber das Immunsystem schlappmacht, beispielsweise bei einer knackigen Erkältung, langanhaltendem Stress oder nach einem durchgefeierten Wochenende, poppen die Dinger wie aus dem Nichts auf. Je tiefer dabei das Immunsystem in die Knie geht, desto eindrücklicher sind die Hautmanifestationen. Es ist vorgekommen, dass Patienten nach einer durchzechten Nacht aufgewacht sind und sich nebst olympischem Hangover eine Armee aus vierzig und mehr Warzen untenrum präsentierte. Wo wir gerade bei Sex und Feiern sind: Kurz nach Karneval zeigt sich bei uns in Köln das Jahreshoch der Feigwarzensaison. Wenn man richtig Pech hat, verirren sich die Viren, welche die unliebsamen Hautzipfel verursachen, in die Harnröhre und wuchern sie langsam zu. In der Charité sah ich einmal einen Patienten, der eine Hand voll pflaumengroße Kondylome in der Blase hatte. Das ist alles andere als schön.

Nun doch eine gute Nachricht: Meist bleiben die Warzen klein und haben eher kosmetische als wirklich krankmachende Auswirkungen. Es gibt natürlich einen Pferdefuß: manchmal eben auch nicht. Das wirkliche Problem bei HPV-Infektionen ist, dass die Familie der humanen Papillomaviren eine Großfamilie ist. Mehr als einhundertvierzig Typen sind bekannt. Und wie in richtigen Großfamilien gibt es den einen oder anderen Onkel oder die Großnichte, die immer über die Stränge schlagen müssen. So auch HPV 16, 18 oder die HPV-Tante 23, die Krebs verursachen können. Beim Mann ist es Krebs am besten Stück: Peniskrebs. Das passiert zum Glück äußerst selten und ist als Diagnose eine Rarität. Bei Frauen sieht es da leider anders aus: Weit über 95 Prozent der Fälle von Gebärmutterhalskrebs werden durch die sogenannten Hochrisiko-HP-Viren verursacht.

Mittlerweile gibt es eine Impfung gegen HPV. Es steht ein Impfstoff zur Verfügung gegen neun HP-Viren, sieben Hoch-Risiko-Viren und zwei Niedrig-Risiko-Viren. Seit Mitte 2018 wird die Impfung auch bei Jungen zwischen 9 und 14 Jahren von den Krankenkassen übernommen, sodass sich hoffentlich in nächster Zukunft die Zahlen für Gebärmutterhals, Mundhöhlen- und Peniskrebs deutlich reduzieren werden. Auch das Auftreten von Genitalwarzen würde sich durch eine gute Impfrate vermindern. Ob eine nachträgliche Impfung, also erst nach Auftreten von Genitalwarzen, ebenfalls eine Reduzierung des Wiederauftretens nach sich zieht, ist aktuell nicht untersucht. Allerdings kann eine Impfung grundsätzlich auch nach dem 14. Lebensjahr durchgeführt werden, allerdings muss dann die Kostenfrage geklärt werden. Der Preis liegt immerhin bei etwa 500 Euro.

Man kann diagnostizieren, ob man als Mann Überträger von

HPV ist. Ich werde dazu wöchentlich mehrfach von besorgten Männern aufgesucht, doch rate ich meist davon ab, und zwar aus folgenden Gründen: Die Diagnostik scheint mir zum einen nicht zu 100 Prozent zuverlässig zu sein. Hin und wieder kommt es vor, dass Patienten mit histologisch nachgewiesenen Kondylomen in der Serumdiagnostik als HPV-negativ gelten, was eigentlich nicht sein kann. Wir selbst haben einen Test verwendet, bei dem wir die Kondylome quasi wie mit einer Drahtbürste geschrubbt haben, um Material zur Differenzierung vorhandener HPV-Stämme zu erhalten. Hier gab es immer wieder missverständliche Ergebnisse. Zweitens ist gegen die HPV-Viren, die auch im Blutkreislauf ihre Bahnen ziehen, kein Kraut gewachsen. Es gibt also keine gezielte Therapie, wie etwa bei einer Herpesinfektion, die auch durch Viren verursacht wird.

Ob die Impfung gegen HPV irgendwann schwere Krankheitsverläufe abmildern kann, werden Studien zeigen müssen. Der Einzige, der die Erreger in den Griff bekommen kann, ist der Patient selbst beziehungsweise sein Immunsystem. Insofern kann es durchaus mal nützlich sein, »gesund« zu leben. Das heißt in diesem Falle leider nicht: »Heute mal keine Pommes«, vielmehr ist das Immunsystem an einer langfristigen Bindung zu einer gesunden Lebensführung interessiert. Sollte dies mit Sport, Stressreduktion und gesunder Nahrung nicht ausreichend zu bewerkstelligen sein, kann auch der Gang in das Reformhaus oder in die Apotheke helfen. Es gibt verschiedene Anbieter, die immunstärkende Kombinationspräparate auf den Markt gebracht haben. Neben verschiedenen Vitaminen sind auch Spurenelemente oder Antioxidantien wichtig. In der wissenschaftlichen Literatur wird immer wieder beschrieben, dass ein unzureichender Vitamin-D-Spiegel mit pathologischen Verläufen bei HPV-Infektionen vergesellschaftet ist. Da 80 Prozent aller deutschen Männer an einem Vitamin-D-Mangel leiden, scheint es kein Wunder, dass ich so viele Patienten mit Feigwarzen sehe.

Wenn nun Kondylome aufgetreten sind, gibt es mehrere Optionen für den Patienten. Gar nichts zu tun, was oft damit endet, dass hinterher umso mehr getan werden muss, ist dabei die schlechteste. Hin und wieder wird allerdings auch von »Spontanheilungen« berichtet, was an ein wieder erstarktes Immunsystem glauben lässt. Ansonsten können die Feigwarzen mit allerlei Cremes, Salben und Tinkturen betupft, bestrichen und gepflegt werden. Sie merken, ich bin kein Freund von lokaler Therapie. Häufig sieht man zwar eine Verbesserung, allerdings auch nur eine Verbesserung, und gerne auch nur vorübergehend. Wenn die Warzen an einer Stelle weg sind, tauchen sie woanders wieder neu auf. Es ist, als ob man einen Sack Flöhe hütet. Außerdem dauern die lokalen Therapien Wochen bis Monate, brennen auf der Haut und verursachen ein heilloses Geschmiere in Unterhose und Bettwäsche. Da lobe ich mir geschärften Stahl in Form von Skalpell, Schere oder Kürretierlöffel. Eine lokale Narkose im Genitalbereich ist sicherlich nicht vergnügungssteuerpflichtig. Allerdings dauert die OP nur wenige Minuten und im Anschluss sind alle Warzen auch wirklich weg.

Ich empfehle vor operativen Eingriffen zur Entfernung von Kondylomen und damit einer maximalen Reduktion der Viruslast wie eben beschrieben eine das Immunsystem unterstützende Therapie aus der Apotheke, um ein möglichst nachhaltiges Ergebnis zu erzielen.

Der urologische Streichelzoo: Gonokokken, Chlamydien, Ureplasmen, Trichomonaden

Wenn man einmal so richtig Matrosen am Mast gehabt hat, weiß man, dass dies kein Spaß ist. Entweder man kratzt beim Pinkeln vor Schmerzen die Kacheln von der Wand, weil sich der morgendliche Gang zur Toilette so darstellt, als würde man einen

Eimer rostiger Heftzwecken auspinkeln. Oder in der Unterhose bilden sich trotz drei Lagen Küchenpapier eitrig-grüne Flecken. Wenn es ganz schlimm kommt, riecht es untenrum wie Montagmorgen der Verkaufsstand von Aal-Peter, der am Hamburger Fischmarkt vergessen hat, vorm Wochenende durchzuwischen. Das wäre das klinisch vollendete Bild einer Gonokokkeninfektion beziehungsweise eine Gonorrhoe, unter Kennern auch liebevoll »Tripper« genannt.

Häufig findet sich als einziges Zeichen aber nur ein bisschen Eiter, der aus der Harnröhrenöffnung läuft, gepaart mit einem unangenehmen Brennen beim Pinkeln. Wenn dies nur in der Frühe der Fall ist, wird der eitrige Morgengruß »Bonjour-Tropfen« genannt und meint keinesfalls ein kleines Gläschen Rosé, das man beim Hausbooturlaub auf dem Canal du midi mit seiner Liebsten beim späten Frühstück zu sich nimmt. Hin und wieder gibt es auch atypische Verläufe, wo man nur ein leichtes Zwicken im Verlauf der Harnröhre, also vom Anus ausgehend entlang des Dammbereiches bis zum Hodensackansatz in den Penis ziehend, bemerkt. Dann fragt Mann sich oft, ob es letztes Wochenende nicht vielleicht doch ratsam gewesen wäre, ein Kondom zu benutzen.

Bei den häufig unspektakulären Verläufen wird die Differentialdiagnose schwierig und kostet gefühlte 20 Prozent meiner täglichen Arbeitszeit. Neben Gonokokken sind nämlich Chlamydien und Ureplasmen beziehungsweise Mycoplasmen die häufigsten spezifischen Erreger beim Auftreten einer Harnröhrenentzündung. Als Symptom kommt ebenfalls eine disharmonische Pinkel-Performance infrage, die allerdings selten die Qualität rostiger Reiszwecken erreicht. Außerdem berichtet der Chlamydien-/Mycoplasmen-/Ureaplasmen-Wirt gern über einen urethralen Ausfluss, dieser ist allerdings meist eher wässrig-glasig und nicht grünlich-gelblich wie der des gemeinen Trippers. Dummerweise gibt es aber auch bei dem schier unerschöpflichen

Thema »Harnröhrenausfluss« wie überall auf der Welt nicht nur schwarz und weiß, respektive hier grün und gelb, sondern die ganze Klaviatur von »ein bisschen unangenehm« bis hin zum »gefühlten Weltuntergang«. Das Gute an all dem ist, dass beide Infektionen mit ein und derselben Antibiotikakombination gut und oft erfolgreich zu behandeln sind – und das mit einer hochdosierten Single-Shot-Therapie. Heute beim Urologen, morgen wieder alles gut!

All das wäre also kein wirkliches Problem, wenn es neben Gonokokken und Chlamydien inklusive aller Anverwandten nicht auch noch die Gruppen drei und vier geben würde. Gruppe drei beschreibt diejenigen Harnröhrensymptomatiker, die an einer unspezifischen Harnröhrenentzündung leiden. Hier finden sich häufig Erreger aus dem Kreis der Darmbakterien zum Entzünden in der Harnröhrenschleimhaut ein, wobei die Symptome denen der spezifischen Harnröhrenentzündung (siehe oben) ähneln. Unter Umständen bedarf es allerdings eines komplett anderen Antibiotikums, um diese Bakterien zu killen. Um bei den unspektakulär verlaufenden Fällen eine endgültige Diagnose zu erhalten, muss man eine Kultur anlegen, um die Erreger zu vervielfältigen und letztlich mit Vor- und Nachnamen bestimmen zu können. Dies dauert aber mindestens zwei Tage und so lange will der geplagte Herr, der das Problem bislang im wahrsten Sinne ausgesessen hat (»Ich dachte, es geht von alleine wieder weg …«), auf einmal nicht mehr warten.

Wesentlich diffiziler, weil hinterhältiger, verhält es sich mit der Gruppe vier der Patienten: Es gibt Symptome, aber keine Entzündung. Hier muss man allerdings so behutsam sein wie ein Katzenzünglein im Milchschälchen. Keine Entzündung heißt nicht, dass die Patienten nicht »krank« sind. Wie ich schon beschrieben habe, sollte jede Beschwerde ernst genommen werden. Oftmals lassen sich solche Symptome auf psychosomatische Grundlagen zurückführen, auch wenn den Patienten diese nicht auf den ersten Blick bewusst sind. Aber dazu mehr im Kapitel drei zur Prostata.

»Und ist so eine Harnröhrenentzündung denn gefährlich?«, werde ich regelmäßig gefragt. Hierzu von mir ein glockenklares »Jein«. Oft ist man als Mann nur Überträger, gerade bei Chlamydien. Da liegt aber der Hase schon in der Pfeffersoße. Bei Frauen, also eventuell auch bei der Partnerin des Betroffenen, verläuft eine Chlamydieninfektion ebenfalls häufig asymptomatisch, allerdings sind diese in vielen Fällen für eine Unfruchtbarkeit bei Frauen verantwortlich. Die Entzündung spielt sich nicht wie beim Mann in der Harnröhre ab, sondern häufig im Eileiter. Durch die Entzündungsreaktion kommt es dann zu Verklebungen und zum Verschluss des Eileiters. Das Ei, was im Eierstock gebildet und beim Eisprung wie ein Bob in die Bahn geworfen wird, nimmt seinen Weg auf in Richtung der Spermien, die von unten vom Gebärmutterhals beziehungsweise Muttermund nach oben durch den Uterus kraxeln. Ist der Eileiter aber dicht, steht das Ei vor verschlossener Tür. Wie ein Student einst samstags um 16.05 Uhr vorm Supermarkt. Kein Toastbrot. Keine Schwangerschaft.

Harnröhrenentzündungen können bei Männern die Familienplanung ebenfalls auf Eis legen. Klettern die kleinen Biester die Harnröhre entlang Richtung Prostata und haben dann noch Lust auf eine weitere Bergetappe, können sie über den *Culliculus seminalis* (die Steckdose, in der die Samenleiter in die Prostata münden) die Samenleiter hinaufwandern, bis sie schließlich den Nebenhoden erreichen. Die Nebenhoden sind so etwas wie die Spermienkasernen, wo die kleinen Schwimmer auf ihren Abmarschbefehl warten. Bei einer Ejakulation heißt es »Alle Mann von Bord!«, und ein paar hundert Millionen Kaulquappen machen sich auf den Weg in unbekanntes Terrain. Allerdings nur, wenn dieser nicht durch eine Infektion, zum Beispiel mit Chlamydien, verschlossen ist. In dem Falle würde dann das gesprungene Ei allein und verlassen im dunklen Uterus warten, obwohl es doch gleich ein Rendezvous mit einem galaktisch großen Heer aus zappelnden Verehrern hat, der Einwohnerzahl halb Europas gleich. Wie traurig. Was für eine Verschwendung.

Tu es – trotz Lues

Die Syphilis, auch Lues genannt, hat bis vor ein paar hundert Jahren einer Menge Menschen das Leben zur Hölle gemacht. Das war zu der Zeit, als selbst die Urgroßeltern von Alexander Fleming noch nicht geboren waren, was die Erfindung des Penicillins in ferne Zukunft verschieben sollte. Der Erreger der Syphillis, *Treponema pallidum*, wird beim ungeschützten Geschlechtsverkehr übertragen und führt unbehandelt nach Jahren oder Jahrzehnten zu starken Gehirn- und Nervenschädigungen und mehr.

Nachdem es bei besagtem Herrn Fleming im Labor wohl mal angefangen hatte, in einer Petrischale zu schimmeln, und sich viele Jahrzehnte später Penicillin in jeder Apotheke kaufen ließ, waren die Erreger zwischenzeitlich fast ausgestorben. Die Gummitüte von Dr. Condom tat ihr Übriges. Wildes Herumtherapieren mit Antibiotika, kondombefreites Miteinander und Sextourismus in Asien und Osteuropa lassen die Zahlen seit einigen Jahren auch in unseren Breitengraden allerdings wieder deutlich ansteigen. Letztens habe ich einen Artikel gelesen, in dem ein Anstieg um 600 Prozent beschrieben wurde. Wäre das eine Aktie: Chapeau! Bis auf wenige Ausnahmen ist die Syphilis gut und sicher zu therapieren. Zwei Spritzen von Herrn Flemings Zaubermittel rechts und links im Hintern und die Sache ist erledigt. Das Problem ist leider, dass bei weitem nicht alle Syphillispatienten behandelt werden. Das liegt nicht zuletzt daran, dass die Diagnose der Erkrankung durch ihren klinischen Verlauf mitunter schwierig ist oder übersehen wird.

Das erste Zeichen einer Syphilisinfektion ist nicht viel mehr als ein dicker roter Pickel oder ein Geschwür im Genitalbereich. Je nach bevorzugten Sexpraktiken kann sich die Erkrankung auch im Mundraum oder im Enddarmbereich abspielen. Das Geschwür tastet sich hart, deshalb wird das Ding auch »harter Schanker« genannt – nicht zu verwechseln mit dem gleichaussehenden »weichen Schanker«, der ebenfalls beim Mattengerangel übertragen wird, aber deutlich weniger gefährlich ist. Er kommt zwar seinem Namen entsprechend weich daher, ist aber im Vergleich zum syphillitischen Konterpart deutlich schmerzhafter, wenn man ihn berührt. Den harten Schanker kann man schon mal hinnehmen oder übersehen. Danach zerfällt die Spitze des Pickels in die Form eines kleinen Kraters, die sogenannte »zentrale Nekrose«. Wie ein kleiner roter Vulkan mit schmierigem Krater – allerdings nicht auf Hawaii, sondern in der Unterhose. Das Sekret, dass sich hierbei absondert, wimmelt nur so vor Erregern und ist höchst infektiös. Spätestens bei Sichtung eines Vulkans ist es ratsam, seine Playlist auf dem iPod zu checken und sich den großartigen Song »Ruf mal an bei Dr. Pillemann« von Stephan Stoppok zu Herzen zu nehmen. Wie oft wollten wir den schon als Warteschleife in unsere Telefonanlage einbauen und haben uns dann doch nicht getraut.

Wenn Sie einen Vulkan innerhalb Ihrer Unterhose gesichtet und einen Termin beim Urologen Ihres Vertrauens ausgemacht haben, nehmen Sie diesen Termin unbedingt wahr! Auch wenn der Termin erst in drei Wochen ist und der Vulkan bis dahin vermutlich Geschichte sein sollte. Das macht der Vulkan nämlich immer so. Sie rennen dann auch ohne Vulkan mit einer Syphilis durch die Gegend und sind immer noch hochinfektiös!

Zirka acht Wochen nach der ersten Infektion können generelle Krankheitssymptome auftreten, die denen einer Grippe ähneln. Zusätzlich kommt es in dieser zweiten Phase für ein paar Wochen manchmal zu Hautentzündungen, die ebenfalls leicht nässen können und ebenfalls hochinfektiös sind. Einige Patienten bemerken Lymphknotenschwellungen, die allerdings nach einigen Wochen wieder von selbst abklingen. Und, leider: Sie sind noch immer hochinfektiös!

Manchmal kommt es erst Jahre später zur erneuten Manifestation der Erkrankung, die dann wesentlich schwieriger und langwieriger zu behandeln ist. Im dritten Stadium drohen Organschädigungen und die Bildung von gummiartigen Knoten, die die Erkrankung auch nicht schöner werden lassen. Wenn es schlecht läuft, ist die Aorta bei der *Mesaortitis luetica* mitbeteiligt – die Gummiknoten wachsen dabei in der mittleren Schicht der Hauptschlagader, die bei leichten Blutdruckerhöhungen leicht platzen kann.

Wenn Sie das alles überleben sollten (mal abgesehen von einer geplatzten Aorta, dann wird's schwierig), landen Sie als Syphillis-Oldie im vierten Stadium, der Neurosyphillis. Diese Phase besticht durch quarkartige Veränderungen des Hirns mit den entsprechenden Folgen: Demenz und Tod.

Also: Kondome sind durchaus sinnvoll, ein kleines Geschwür am Penis, welches seltsamerweise wieder verschwindet, sollte gerne Anlass sein, sich mal beim Urologen durchchecken zu lassen. Auch wenn es ein roter Punkt sein sollte.

2.6 IPP – Warum ist der Penis krumm?

Wann haben Sie in der letzten Zeit Ihren Penis mal etwas genauer angeschaut? Ist Ihnen irgendetwas aufgefallen? Schaut der Kollege vielleicht ein kleines bisschen nach rechts? Oder schaut er sich nach hinten um? Hat er vielleicht eine kleine Einkerbung und bekommt so etwas wie eine Taille? Tasten Sie Knubbel unter der Haut, die Sie vorher nicht kannten, oder zieht es hier und da im Gemächt, wenn sich eine Erektion anbahnt? Diese Symptome können eine IPP ankündigen und damit unter Umständen eine Dauerkarte beim Andrologen bedeuten. Die IPP (Induratio Penis Plastica) ist eine chronische Erkrankung der Penisschwellkörper. Die Erkrankung ist nicht selten, je nach Studie sollen immerhin bis zu acht Prozent aller Männer betroffen sein. Das ist ungefähr doppelt so häufig wie Diabetes. Wir haben es also mit einer überaus knackigen Volkserkrankung zu tun.

Typische Symptome sind tastbare Veränderungen am Penis, die häufig mit einer Verkrümmung oder Abknickung und im späteren Verlauf auch mit einer Verkürzung des Penis auftreten. Die Verkrümmung beziehungsweise das Abknicken des Penis beginnt meist sachte, kann aber bei fortschreitender Erkrankung bei 90 Grad und darüber liegen. Der Geschlechtsverkehr mit einem Penis in Form einer Türklinke oder eines Angelhakens ist allenfalls für Akrobaten aus dem chinesischen Staatszirkus möglich. Zusätzlich können Schmerzen und eine generelle Erektionsstörung auftreten, was das Ganze nicht angenehmer macht. Aktuell habe ich einen Patienten bei mir in der Praxis, der aufgrund der IPP mittlerweile auf Morphium zurückgreifen muss, um die Schmerzen einigermaßen im Griff zu haben.

Bei den Veränderungen handelt es sich um überschießende Vernarbungen im Schwellkörpergewebe, die durch Biegung und Dehnung beim Geschlechtsverkehr hervorgerufen werden. Wieso einige Patienten betroffen sind, andere wiederum nicht, ist unklar. Eine genaue Ursache der Penisverkrümmung ist also unbekannt. Es werden unter anderem genetische Grundlagen vermutet, da bei betroffenen Patienten stets die gleichen Chromosomenveränderungen beschrieben wurden. Typisch ist, wenn die Patienten von einem vor einigen Wochen erlebten Sexunfall berichten, bei dem der erigierte Penis herausgerutscht und dann kräftig gegen das Becken der Frau gesetzt wurde.

Die Erkrankung verläuft typischerweise in unterschiedlichen Phasen. In der ersten akuten Phase, die bis zu einem Jahr und darüber hinaus andauern kann, verstärken sich die Symptome zunehmend. Hier spielen Entzündungsprozesse im Schwellkörpergewebe eine Rolle. Bleiben die Symptome unverändert, ist die stabile Phase erreicht. Hierbei können Verkalkungen im Bereich der Vernarbungen auftreten, die sich irgendwann wie Knochen im Penis anfühlen können. Eine Therapie sollte möglichst früh in der aktiven, entzündlichen Phase begonnen werden, denn wenn der »Knochen« erst einmal entstanden ist, ist kaum noch ein zufriedenstellendes Ergebnis zu erzielen.

Zur Einschätzung des Krankheitsverlaufes wird zunächst eine Untersuchung der Schwellkörper durchgeführt. Des Weiteren ist eine sonographische Untersuchung unerlässlich, um eine oben beschriebene Verkalkung der Penisveränderungen auszuschließen. Im individuellen Fall können Hormonuntersuchungen und Untersuchungen einzelner Stoffwechselwerte sinnvoll sein, um verursachende Begleiterkrankungen zu diagnostizieren. Ein weiteres wichtiges diagnostisches Mittel sind Fotos des Penis, um das Ausmaß der Abknickung oder Einschnürung der Schwellkörper vor und während der Therapie messen und verfolgen zu können.

Die Patienten sind natürlich erst einmal verunsichert, wenn ich sie bitte, mir Fotos von ihrem schief erigierten Penis mitzubringen. Letztlich verstehen sie mich erst dann, wenn ich mit Hilfe des Fotos und einem orthopädischen Winkelmesser den genauen Grad der Verkrümmung ausmessen und darüber im Weiteren den Verlauf der Therapie abschätzen kann. Darüber hinaus sollten zu Beginn und im Laufe der Therapie Einschätzungen des Schmerzempfindens und der Lebensqualität bezüglich der Erkrankung und des Therapieerfolges dokumentiert werden.

Es gibt eine Reihe medikamentöser Therapien, die bei einer Penisverkrümmung durchgeführt werden können. Das Problem ist nur, dass die angebotenen Medikamente nicht immer helfen, mitunter deutliche Nebenwirkungen haben und teilweise recht teuer sind. Wenn Sie den Verdacht haben, bei Ihnen schleicht sich gerade eine IPP ein, sollten Sie erst einmal in die nächste Apotheke gehen und nach hohen Dosen Vitamin E und dem Energieumwandler Carnitin fragen. Diese beiden rezeptfreien Mittel können in einigen Fällen bereits ein Abklingen der Symptome nach sich ziehen.

Für einige Wochen sollten Sie dabei aber Ihren Penis möglichst schonen. Achten Sie also beim Geschlechtsverkehr oder bei allem, was Ihnen und Ihrem Penis begegnet, darauf, dass keine starken Scherkräfte auf den erigierten Schwellkörper treffen. Durch die starken Abknickungen und die resultierenden Biegungskräfte, die dabei auf den Schwellkörper einwirken, und die mikroskopischen Verletzungen, die dadurch im Schwellkörper zustande kommen, ist die Erkrankung erst aufgetreten!

Außerdem kann es hilfreich sein, wenn Sie Ihrem derangierten Freund auch im *nicht* erigierten Zustand Aufmerksamkeit und Zuwendung zuteilwerden lassen. Massieren und walken Sie die entsprechenden Stellen entgegen der Knickrichtung aus. Mit diesen Dehnübungen können die Vernarbungen und die verhärteten Anteile der Schwellkörper aufgelockert und flexibler werden. Eine Entzündungsreaktion kann zusätzlich durch ein wenig Ibuprofen reduziert werden. Sollten die frei verkäuflichen Mittel keine grundlegenden Veränderungen bringen, können weitere medikamentöse Therapieoptionen ausprobiert werden, die allerdings verschreibungspflichtig sind. Es gibt ein einziges Therapeutikum auf dem Markt, welches von den gesetzlichen Krankenkassen bezahlt wird. Leider ist die Wirkung hier auch nicht durchschlagend, dafür ist die Wahrscheinlichkeit deutlich höher, dass Sie mehr oder weniger aushaltbare Magenprobleme bekommen.

Wenn sich unter den genannten Tipps nichts Grundlegendes ändert oder die Beschwerden und Symptome sogar zunehmen, kann mit der extrakorporalen Stoßwellentherapie (ESWT) einiges erreicht werden. Gerade die einschießenden Schmerzen bei der Erektion, die nicht selten in eine psychosomatische Erektionsstörung münden, sind durch die Stoßwelle gut therapierbar.

Ist die Verkrümmung dauerhaft, hilft nur der chirurgische Eingriff. Hierbei gibt es grundsätzlich zwei verschiedene Operationsmethoden, um den Penis bei einer Abknickung wieder in die gewünschte aufrechte Position zu bekommen. Entweder werden an der Schwellkörperseite entgegengesetzt der narbigen Veränderungen Raffungsnähte angelegt, sodass sich der Penis aufrichtet (OP nach Essed-Schröder oder nach Nesbit). Die Vernarbung bleibt also bestehen und man gleicht die Verkrümmung mit einer »künstlichen Vernarbung« auf der Gegenseite aus. Die Operation ist relativ zügig und mit wenig Risiken und Komplikationen durchzuführen. Hierbei kommt es allerdings grundsätzlich zu einer Verkürzung der Penislänge.

Bei der etwas eleganteren Methode wird die Ursache operativ angegangen, nämlich die Vernarbung der Schwellkörper selbst. Entweder wird die Narbe operativ »gespalten«, sodass sich die

Verkürzung von selbst auflöst. Der Defekt, der bei der Operation im Schwellkörper entsteht, muss mit einem geeigneten Material gedeckt werden, wie bei einem Loch im Fahrradreifen. Nur das hier keine Luft, sondern Blut austreten würde – einen Platten hätte man allemal. Das Problem hierbei ist, dass die Vernarbungen manchmal tief in den Schwellkörper oder tief zwischen beiden Schwellkörpern nach unten ziehen, sodass bei der OP ein Höchstmaß an chirurgischer Expertise vorhanden sein sollte, um ein vernünftiges Ergebnis zu erzielen. Es gibt aber genug Kliniken in Deutschland, die diese Art von OP mit guten Ergebnissen durchführen.

Priapismus

Priapos, Sohn von Aphrodite und Dyonisus aus der griechischen Mythologie, hatte diese Probleme offensichtlich nicht. Wenn man Bilder von ihm sieht, präsentiert er sich mit einem Gemächt wie ein Elch – bei einer Körpergröße wie Tom Cruise. Priapos galt in den griechischen Sagen als Gott der Fruchtbarkeit und wird generell mit einem Penis dargestellt, der fast größer ist als er selbst.

Der Priapismus ist eine recht delikate und nicht weniger unglückliche Diagnose, deren Name von eben diesem Herrn ausgeliehen wurde. Dabei handelt es sich um eine Dauererektion, die ohne weitere sexuelle Reize aufrechterhalten wird. Nach zirka zwei Stunden fängt es ordentlich an zu schmerzen, nach etwa sechs Stunden ist der Penis hin, und es besteht ein hohes Risiko für eine dauerhafte Erektionsstörung. Beim Priapismus kann das venöse, sauerstoffarme Blut aus dem Penis nicht mehr abfließen. Dadurch kommt es nach einigen Stunden zu Gewebeschädigungen in den Schwellkörpern mit massiven Funktionsstörungen der Kapillaren. Was bleibt, ist ein derber kleiner Penis, der auch bei hoher Durchblutungsrate nicht mehr anschwellen kann.

Ursache dafür sind häufig angeborene Bluterkrankungen, bei denen sich die Form der roten Blutkörperchen mitunter bizarr verändert und sich damit die Fließeigenschaft des Blutes verschlechtert. Nicht selten kommt es vor, dass sich ein sexuell überengagierter Herr neben ein paar Drogen auch noch eine olympische Dosis Viagra oder Ähnliches verabreicht hat, um sich nach einigen Stunden mit einer kolossalen Dauererektion peinlich berührt in der Notfallambulanz vorzustellen.

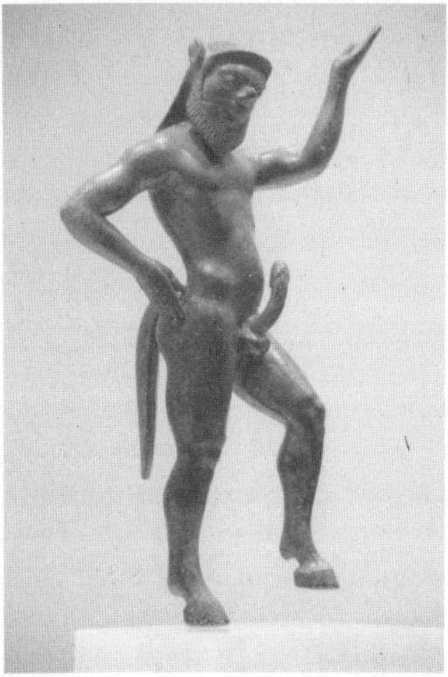

Abb. 3: Historische Darstellung des Priapos. Man beachte die Proportionen.

In meiner Zeit in der Charité sah ich einige solcher Fälle in den Nachtdiensten. An meinen ersten erinnere ich mich noch ziemlich genau. Ich wurde spät nachts aus dem Bett geklingelt, die Dame an der Aufnahme kicherte schon ein wenig seltsam. Etwas schlaftrunken bekam ich nur mit, dass ich schnell runterkommen solle, es wäre eilig.

Im Behandlungsraum lag ein junger Mann unter einer Decke, die der Form eines Zirkuszelts nahekam. Seine Freundin saß neben ihm und war ähnlich alkoholisiert, aber deutlich schmerzfreier. Ich hatte vom Priapismus, der Mutter aller urologischen Notfälle, natürlich gehört und gelesen, live und in Farbe hatte ich allerdings noch nicht das Vergnügen gehabt. Ich zog die Decke zur Seite und sah ein stattliches Gemächt, was sich typischerweise mit hängender Eichel Richtung Zimmerdecke streckte. Die beiden hätten sich ein paar Stunden zuvor ein paar halluzinogene Muntermacher eingeworfen, die Monsieur noch mit 300 Milligramm Viagra extra veredelt hatte. Mit seiner eisenharten Erektion hätte er einen Banktresor aufbrechen können.

Wie immer bei Notfällen versuchte ich, einen möglichst abgeklärten Eindruck zu machen, verschwand mit der Mitteilung, Blutröhrchen zu holen, aus dem Zimmer und begann hastig, die rot berandeten Emergency-Seiten in meinem »Klinikführer Urologie« zu durchforsten. Was dann folgte, war einer der ersten Eindrücke von »Urologe ist doch ein spezieller Beruf«, von denen in den nächsten Jahren allerdings noch viele folgen sollten.

Die Diagnose der Erkrankung erfolgt durch – bitte anschnallen – das Anstechen des Penis mit einer Kanüle, um dann den pH-Wert des Blutes zu bestimmen. Man erkennt schon an der dunklen bis schwarzen Farbe, dass es venöses, sauerstoffarmes Blut sein muss, aber für eine geordnete Aktenlage ist eine Messung unabdingbar. Danach kam, was mein dazugerufener Professor, der mit allen urologischen Gewässern dieser Welt gewaschen war, den »Schraubstock« nannte. Unter seiner Assistenz stach ich eine von ihm ausgewählte, wirklich dicke Kanüle tief in den Penis des immer kleinlauter werdenden Patienten. Meine Faust umschloss sein Glied, wobei das Ende der Kanüle, die wohl auch in der Veterinärmedizin (Abteilung Groß- und Wildtiere) hätte Verwendung finden können, zwischen Mittel- und Ringfinger hervorlugte. »Und jetzt – kräftig drücken, Gralla«, spornte mich Herr Professor an und das Blut schoss nur so aus der Kanüle in alle Richtungen, wobei mein Oberarzt mit einer Nierenschale vergeblich versuchte, es aufzufangen. Seine Augen strahlten. Er hatte offensichtlich Freude daran gefunden, mich in die Untiefen urologischer Notfalltherapie einzuführen, und ich fühlte mich so, als hätte mein Vater mir das Angeln beigebracht. Mit einem ordentlichen Druckverband wurde der Mann mit seiner Freundin, die es zwischendurch bevorzugt hatte, das Zimmer zu verlassen, auf die Station gebracht.

Sollten Sie mal beim Durchwandern einer brasilianischen Bananenplantage durch eine unangebrachte Erektion auffallen, hat Sie wahrscheinlich Phoneutria nigriventer, die brasilianische Wanderspinne, gebissen. Dieses aggressive Tier attackiert seine Opfer angeblich im Sprung. Neben wahnsinnigen Schmerzen verursacht der Biss der Spinne auch stattliche Erektionen bis hin zum Priapismus, was derzeit einigen Damen und Herren in pharmakologischen Forschungsabteilungen ihre Stelle sichert. 2015 wurde von einer brasilianischen Arbeitsgruppe eine Studie veröffentlicht, in dem der Wirkstoff des Giftes synthetisch hergestellt wurde. Viagra und Co., zieht euch warm an!

3. Die Prostata – das Zentralorgan des Mannes

Wir alle machen mal Fehler – Sie, ich, Wolfgang Amadeus Mozart, Lionel Messi, Christiano Ronaldo, Barack Obama und auch der liebe Gott. Als er sich sonntags nach einer offensichtlich recht anstrengenden Arbeitswoche ausgeruht hat, muss irgendetwas passiert sein, was ihn wahnsinnig geärgert hat. Vielleicht wurde er vom Nachbarshund gebissen, sein Team hat im Derby verloren oder er war mit Kumpels unterwegs und hatte nur Unsinn im Kopf. Irgendetwas war jedenfalls, sonst hätte er am Montag nicht noch einen draufgelegt: die Prostata.

Die Prostata ist vergleichbar mit Timbuktu. Jeder hat schon mal davon gehört, aber keiner hat eine Ahnung, wo das liegt. Oder mit dem Katalysator. Jeder hat ihn, aber keiner weiß, wie er funktioniert. Oder dem Deo an heißen Tagen in der Deutschen Bahn. Jeder kennt es, aber niemand weiß anscheinend, wozu es da ist. Die Prostata – ein Rätsel, eine Legende, ein Mysterium …

Die Prostata, in bestem Beamtendeutsch auch als »Vorsteherdrüse« verunglimpft, ist ein kleiner Muskelball tief unten im Becken des Mannes. Wahrscheinlich hat der liebe Gott sie so tief unten versteckt, weil er im Nachhinein doch Angst hatte, unseren Bauplan mit so einem Organ zu überfordern. Die Prostata liegt direkt unterhalb der Blase, die Harnröhre verläuft längs durch das Montagsorgan. Man pinkelt als Mann also quasi jedes Mal durch die Prostata hindurch. Sie wird bis zur Pubertät in etwa so groß wie eine Kastanie, und sie ist von ähnlicher Gestalt wie diese, leicht herzförmig also. Das ist aber auch das einzig Herzliche. Danach kann sie im Verlauf von Jahrzehnten abstruse Größen erreichen und uns Männern das Leben zur Hölle machen. Doch auch wenn die Prostata auf Kastanienniveau verharrt, gibt es keinen Grund zur Entwarnung.

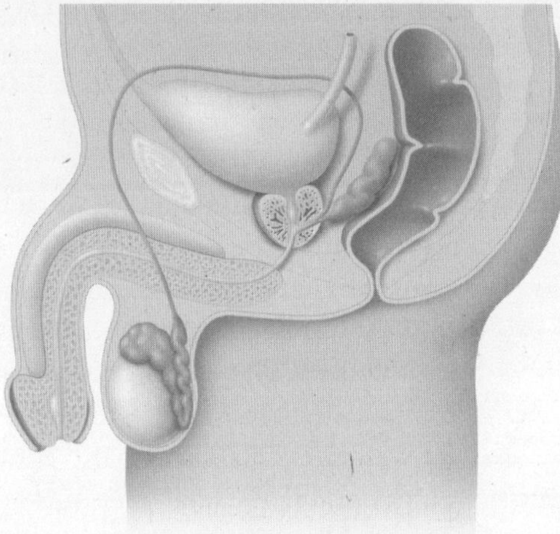

Abb. 4: Die Prostata, hier in Form eines Herzens unterhalb der Blase dargestellt, liegt tief unten im Becken des Mannes, bildet eine funktionelle Einheit mit den Samenblasen und wurde offensichtlich an einem Montag erdacht.

Die Prostata ist, wie schon gesagt, eine Drüse, produziert also ein Sekret. Die Samenbläschen, zwei Säckchen – in Form und Größe zwei Fingerlingen ähnlich –, gehören zu der Prostata wie ein Doppelrucksack und bilden eine Einheit. Die drei sind wie Tick, Trick und Track, Sonne, Mond und Sterne, Pommes rot und weiß. Das schleimige Produkt vom Türsteher, äh, Vorsteher und seinen Rucksackkollegen landet in der Harnröhre. Allerdings nicht immer. Nur dann, wenn Sie gerade zufällig einen Orgasmus haben. Über 95 Prozent der männlichen DNA-Suppe stammen aus Prostata und Samenbläschen. Nur 5 Prozent kommen aus den Hoden und einigen anderen Produktionsstätten. Deswegen ist die Ejakulation nach einer Vasektomie, bei der die Samenleiter unterbunden werden und der Samenanteil des Ejakulates nicht mehr ins Freie gelangt, auch nicht anders als vor der OP.

Wozu also Prostata und Samenbläschen, wenn die Spermien doch von ganz woanders kommen? Das funktioniert in etwa wie bei einer Konzerttournee. Die Spermien sind die Stars und kommen mit der Limousine. Der ganze Rest, also Verstärkeranlage, Boxentürme, Bühnentechnik, Scheinwerfer, Kabellage, Musiker, Catering und was alles dazugehört, wird en gros in unzähligen Lkws angekarrt. Also ohne Lkw gibt es kein Konzert. Und ohne Prostata und Samenbläschen keinen Nachwuchs. In dem Lustsekret ist so ziemlich alles enthalten, was die Spermien auf ihrem Weg zum Rendezvous mit der Eizelle brauchen könnten. Es ist ein wilder Cocktail aus Hormonen, Neurotransmittern, verschiedenen Zuckerformen als Energielieferanten, Zink, Selen und weiteren Salzen, Proteinen, Enzymen und Aminosäuren, weißen Blutkörperchen und so weiter. Angeblich sollen sogar Spuren von Gold enthalten sein. Um im Bild mit der Tournee zu bleiben, nicht einmal Mariah Carey würde irgendetwas vermissen können.

Zusammenfassend kann man sagen: Die Prostata macht das Spermienfutter. So weit, so gut. Aber wieso muss es so kompliziert sein? Das Organ wird zur Zeugung von Nachkommen gebraucht. Vielleicht von ein, zwei, manchmal auch drei oder vier Kindern. Dafür reichen vier Ejakulationen aus. Sind Zwillinge dabei, sogar nur drei. Ein Orgasmus verursacht beim Mann vielleicht fünf bis zehn Sekunden ekstatische Freude, danach fällt der Erregungspegel wieder zurück in den Leerlauf. Umgerechnet auf die eigentliche Funktion des Organs – Zeugung von Nachkommen – braucht Mann die Prostata für einen Zeitraum von fünfzehn bis vierzig Sekunden. In seinem gesamten Leben. Hätte man da nichts anderes erfinden können, irgendetwas, das nicht für den Rest des Lebens potenziell nervt? Wenn man von den vier Kindern und den vierzig Sekunden Spaß absieht, kann auch nach langer Überlegung nichts im deutschen Sprachschatz gefunden werden, was es trefflicher umschreibt als »überflüssig«. Nun gibt es viel Unnützes auf der Welt, aber Pfefferstreuer mit Licht beispielsweise verursachen keine Knochenmetastasen und bringen niemanden um.

Bei einer durchschnittlichen Lebenserwartung von 78 Jahren hat ein deutscher Mann nach obiger Rechnung die Prostata also 77 Jahre, 364 Tage, 23 Stunden, 59 Minuten und zirka 20 Sekunden als unnützes Gepäck bei sich. Die ersten zwanzig Jahre kann man abziehen, in der Zeit dürfte mit dem Organ nicht viel passieren.

3.1 Prostata und Pinkel-Performance

Normalerweise beginnen Prostatabeschwerden in den »besten Jahren«. Die fingen bei mir mit kurz vor vierzig an, ähnlich alt sind die Patienten, die sich mit den ersten Macken des Montagsorgans bei mir in der Praxis vorstellen. Typische Symptome sind Veränderungen bei der Pinkel-Performance. Die Häufigkeit nimmt erst unmerklich, dann mehr und mehr zu, und das »Müssen« müssen wird irgendwann zum Tagesthema. Wo Mann früher mit einem müden Lächeln noch kurz auf das Gaspedal gedrückt hat und drei Abfahrten später in den Heimathafen eingelaufen ist, um die Blase in den heimischen Kacheln zu entleeren, wird nun die Autobahnraststätte mit absurd teurem Chemieklo zum ersehnten Heilsbringer. Zunehmend werden die Unterhosen zu dem, was sie sind, nämlich Tropfenfänger. Bei größeren Mengen empfindet der Prostatiker ein regelrechtes »Nachpinkeln«, das für große Unsicherheit sorgt. Mit zunehmendem Alter kann eine Stakkatomiktion auftreten. Das ist kein Vivaldi-Konzert für drei Harnröhren, sondern eine schnell abgegebene Menge kleinerer Urinportionen, die nur durch ein willkürliches Anspannen der Beckenboden- und Bauchmuskulatur zustande kommt. Dazu gesellt sich irgendwann die Nycturie oder das nächtliche Wasserlassen, was beim dritten, vierten oder fünften Mal den erholsamen Tiefschlaf empfindlich stört und laut wissenschaftlicher Studien sogar für vermehrte Stürze und Unfälle verantwortlich gemacht wird.

Das erste Symptom bei Veränderungen der Prostata ist häufig das Nachlassen der Harnstrahlstärke. Das ist einerseits kein Grund zur Sorge, weil man sowieso nicht mehr über den Zaun pinkeln will. Andererseits ist es aber sehr unschön, wenn beim Toilettengang regelmäßig die Schuhspitzen oder gar die Schnürsenkel feucht werden.

Prostatabeschwerden präsentieren sich also wie ein bunter Strauß Blumen, deshalb ist es sinnvoll, die individuelle Situation durch eine gezielte Diagnostik besser zu erfassen. Ein wichtiges Mittel ist hierfür der Ultraschall, mit dem sowohl die Prostatagröße als auch die Form und die räumliche Beziehung zur Blase gut erfasst werden können. Die »Hintenrum-Variante«, also ein Ultraschall über eine rektal eingeführte Sonde ist zu 90 Prozent nicht notwendig. Man kann die wichtigsten Daten auch gut vom Bauch aus kurz unterhalb der Gürtellinie ermitteln.

Bei der Volumenmessung der Prostata fällt oft auf, dass die Symptomatik selten mit der Organgröße korreliert. So gibt es alte Herren mit riesiger Prostata, die kaum Beschwerden haben, andere hingegen haben kleine Vorsteherdrüsen und sind dennoch enorm genervt. Eine normale Prostatagröße ist schwierig zu beschreiben. Je nach Alter liegen häufig ermittelte Volumina bei den 30- bis 50-Jährigen um etwa 20 bis 45 Gramm, bei den älteren Herrschaften können auch schon mal Größen von 50, 70 oder auch 100 Gramm gemessen werden. Bei Prostatae um die 150 Gramm kann man schon von »beachtlich« sprechen. Die größte, die ich jemals gemessen habe, war mit 240 Gramm ein wahrer Godzilla.

Die Größe allein ist aber nicht ausschlaggebend für die Notwendigkeit einer Behandlung. Beim Ultraschall kann zusätzlich die sogenannte Restharnmenge gemessen werden. Bleiben nach dem Pinkeln weit über 200 Milliliter Urin in der Blase zurück, kann dies langfristig zu Problemen führen. Die Frequenz des »Müssen-müssens« verstärkt sich weiter, da die Blase ständig gefüllt und mehr oder weniger unter Druck ist. Es kommt häufiger zu Entzündungen, wenn sich die Blase nicht vernünftig entleeren kann. In schweren Fällen bleibt die Blase nach dem Wasserlassen so voll, dass sich nach und nach Urin bis in die Nieren aufstaut. Das kann nach Jahren und Jahrzehnten bis zum Nierenausfall und zur Dialysepflicht führen.

Ich erinnere mich an einen älteren Patienten zu meiner Zeit an der Charité, der leicht verwirrt und ein wenig orientierungslos auf dem Campus herumlief und letztlich in der Rettungsstelle landete. Ich hatte gerade Dienst. Die Blutwerte ergaben ein deutliches Nierenproblem und so wurde ich hinzugerufen. Der Herr wirkte auf mich ein wenig desorientiert, redete aber freundlich und hatte sonst keine größeren Beschwerden. »Nur mit dem Pinkeln, das klappt nicht mehr so gut wie früher«, gab er an. Auch ohne Ultraschall konnte man ein fußballgroßes Gebilde dort erkennen, wo sich sonst die Blase befindet. Bei der Sonographie sah man erwartungsgemäß ein riesiges schwarzes Loch, gefüllt mit etwa drei Litern Urin. Tief unten zeigte sich eine nicht minder beeindruckende Prostata, die etwa 80 Gramm maß. Beide Nieren waren im Ultraschall aufgebläht und hochgradig gestaut. Der Urin konnte also kaum mehr über die Harnleiter in die übervolle Blase abfließen.

Über Jahre entwickelte sich so eine Nierenschädigung, die keine Schmerzen verursacht und auch sonst nicht auffallen muss. Symptomatisch werden die Patienten erst dann, wenn die Entgiftungsfunktion der Nieren durch eine immer stärker werdende Einschränkung nachlässt. Wenn der Harnstoffspiegel im Blut über die Jahre ansteigt, drückt sich dies häufig in Verwirrtheitszuständen aus, da Harnstoff Nervenzellen schädigen kann. Seltsam war nur, dass der alte Herr einen weißen Kittel trug. Er war Professor bei uns an der Klinik. Dies war zugegeben ein seltener Fall. Normalerweise kommen Patienten mit solch ausgeprägten Komplikationen früher zum Urologen.

Beim Ultraschall der Prostata kann die Struktur des Gewebes nur oberflächlich beurteilt werden. Auffallend sind Verkalkungen oder Vernarbungen, die im Ultraschall weißlich erscheinen. Ab einem bestimmten Alter gibt es allerdings kaum mehr einen Mann, der keine derartigen Ablagerungen in der Prostata aufweist. Da viele dieser Patienten grundsätzlich beschwerdefrei sind und die Veränderungen nur als Zufallsbefund zum Beispiel bei einer Vorsorgeuntersuchung auffallen, ist es eher unwahrscheinlich, dass solche Veränderungen mit irgendwelchen Symptomen in direktem Kontakt stehen. Allerdings wird den Verkalkungen, die in den Ausführungsgängen der Prostata liegen und diese verstopfen, eine Tendenz zu chronischen Entzündungsreaktionen der Prostata nachgesagt. Solche chronischen Entzündungsreize sollen wiederum das Risiko für eine bösartige Entartung erhöhen. Diese Annahmen werden aufgrund irgendwelcher Daten aus riesigen Untersuchungen wahrscheinlich auch ihre Berechtigung haben. Letztlich hat aber nun mal laut Bauplan jeder Mann eine Prostata und fast jeder Mann hat irgendwann mehr oder weniger Verkalkungen in seiner Vorsteherdrüse. Da ohnehin mehr als 50 Prozent von uns Männern später Prostatakrebs bekommen – nicht erschrecken, die Zahl wird weiter hinten im Buch relativiert –, ist es meiner Meinung nach aber müßig, auf Teufel komm raus einen statistischen Zusammenhang zwischen Prostataverkalkungen und Prostatakrebs herbeizurechnen.

Das wichtigste Symptom, um mit dem Patienten über eine Therapie nachzudenken, ist sein Leidensdruck. Ob man nun nachts ein Mal auf die Toilette muss oder nicht, ob man in der Kneipe dreißig statt zwanzig Sekunden vor dem Pissoir steht oder statt einer Stunde nur noch zwanzig Minuten das dringende Bedürfnis zu pinkeln herauszögern kann – dies alles sind keine dramatischen Veränderungen, die unbedingt therapiert werden müssen. Die einen kommen damit besser zurecht, die anderen weniger gut. Um den Leidensdruck eines Patienten zu messen, gibt es verschiedene Fragebögen, die die Lebensqualität bezüglich der individuellen Pinkel-Performance einzuschätzen helfen. Laut Lehrbuch und internationalen Leitlinien sollte ab einem bestimmten Wert therapiert werden. In der Praxis hat sich für mich zusätzlich bewährt, dem Patienten noch drei schlichte Fragen bezüglich seiner Symptomatik zu stellen:

1. *Bemerken* Sie die Veränderungen beim Wasserlassen?
2. *Stören* Sie die Veränderungen beim Wasserlassen?
3. Oder *leiden* Sie unter den Veränderungen beim Wasserlassen?

Meist bemerken die Patienten die Veränderungen ohne jeden Leidensdruck. Den Patienten hilft oft der Vergleich, dass über die Jahre die Schläfen nach und nach ergrauen oder das Haar lichter wird. Auch hier wird nur selten therapiert. Die Pinkel-Performance verändert sich im Alter also bei fast allen, bedarf aber sicherlich nicht in jedem Fall einer Therapie.

Wird bei den drei Fragen mit Möglichkeit zwei oder drei geantwortet, können verschiedenste Behandlungen angeboten werden.

Therapie: Trinkverhalten und Medikamente

Oft wird als erstes Symptom das nächtliche Wasserlassen als belastend empfunden. Neben der Prostata kann auch das Herz mit nachlassender Pumpleistung gerade bei älteren Herren ein Faktor sein, den es hier zu bedenken gilt. Ist das Herz aber gesund, können schon einfache Veränderungen des Tagesablaufs eine Verbesserung der nächtlichen Toilettenstreifzüge erzielen. Alles, was an Flüssigkeit reingeht, muss auch wieder raus. Allerdings landet das letzte Bier nach dem »Tatort« nicht direkt in der Blase. Zunächst gelangt das Getränk in den Magen. Von dort geht es nach gewisser Zeit in den Darm. Vom Darm wird das Bier resorbiert und gelangt ins Blutgefäßsystem. Zirka fünf bis sieben Liter Blut werden von unserem wackeren Herzmuskel ständig, bei Tag und Nacht, durch den Körper gepumpt, auch durch die Nieren. In den Nieren wird nach und nach die Flüssigkeit abfiltriert, die letztlich als Urin in der Blase landet. Wenn die Blase sich ausreichend gefüllt hat, entsteht der Druck zum Wasserlassen. Bei den einen mit höherem Blasenfüllungsvolumen eher später, bei den anderen schon früher. Es braucht also eine gewisse Zeit, bis das Bier wieder zum Ausschleusen ansteht. Je nach individueller Situation können mehrere Stunden vom »rein« bis zum »raus« vergehen.

Wenn einige Patienten angeben, dass ein gerade zugeführtes Getränk – häufig die kleinen Bierchen in Köln – direkt wieder in die Kanalisation drängt, stimmt das nur begrenzt. Ist die Blase bereits voll und wird von oben bei der nächsten Runde erneut Flüssigkeit nachgekippt, entsteht manchmal ein sogenannter »Reflexbogen«. Ohne den oben beschriebenen Weg von Pontius zu Pilatus, beziehungsweise über Magen, Darm, Gefäßsystem, Nieren und Blase, wird schon beim Trinken des Bieres über das Nervensystem eine direkte Mitteilung an die Blase verschickt: Schleusen auf, gleich kommt mehr! Manchmal reicht bekanntermaßen ja auch schon ein aufgedrehter Wasserhahn aus, um die Blase in Stimmung zu bringen.

Also, so viel steht fest: Das Bier rauscht nicht gleich von der Kehle in die Blase. Für die Planung des nächtlichen Toilettengangs heißt das: Trinken Sie anders! Achten Sie darauf, dass Sie Ihre Trinkmenge von etwa zwei Litern beibehalten, aber trinken

Sie die Menge früher am Tag. Und hören Sie ab einem bestimmten Zeitpunkt auf, noch Flüssigkeit zuzuführen. Versuchen Sie es mit 20:00 Uhr, 19:00 Uhr oder noch früher. Rechnen Sie mit zwei bis drei Stunden, die die letzte zugeführte Trinkmenge braucht, um in die Blase zu gelangen, und behalten Sie dabei Ihre gewohnte »Zubettgehzeit« im Hinterkopf. Wenn Sie vor dem Einschlafen ein letztes Mal Ihre Blase entleeren, dürfte nach Adam Riese nicht mehr viel nachkommen. Das gilt vielleicht noch nicht für die erste Nacht und auch nicht für die zweite. Wir sind schließlich keine Pinkelroboter mit Zeitschaltuhr. Trotzdem wird eine Anpassung des Trinkverhaltens mit ein bisschen Übung und Konsequenz die Situation deutlich erleichtern.

Will man auf den abendlichen Tee beim Lesen nicht verzichten oder ist die Pinkel-Performance über den Tag verteilt schlechter geworden, können auch pflanzliche Mittel eine deutliche Erleichterung verschaffen. In den wissenschaftlichen Studien, die zu den sogenannten Phytotherapeutika durchgeführt wurden, kommen die Wirkstoffe bei weitem nicht so gut weg wie die verschreibungspflichtigen Medikamente. Einige Statistiken besagen, dass die Wirkung der pflanzlichen Mittel nicht besser sei als die von Placebos. Meine Meinung dazu: Erstens muss man nicht jeder Studie zu 100 Prozent nacheifern, Statistik kann manchmal sehr geduldig sein. Des Weiteren haben die pflanzlichen Wirkstoffe deutlich weniger Nebenwirkungen, sodass hier mit gutem Gewissen gilt: Ausprobieren!

Letztendlich bin ich auch dem Placeboeffekt ziemlich dankbar. Man wird dabei als Patient nicht »verdummbeutelt«, wie manche glauben. Ein Placeboeffekt kann mitunter eine deutliche Verbesserung gegenüber der Situation vor der »Scheintherapie« erzielen. Placebo heißt aus dem Lateinischen übersetzt nicht umsonst »ich werde gefallen«. Und wem es gefällt, der kann davon gerne weiter profitieren. Bezahlen muss man die Arzneien allerdings meist selbst, nach der großen Gesundheitsreform 2004 werden die Kosten einer Therapie mit Phytotherapeutika häufig von den gesetzlichen und privaten Krankenkassen nicht ersetzt. Als Wirkstoffe bieten sich die Extrakte von Sägezahnpalme, Brennesel, Arzneikürbis, Afrikanischer Pflaume oder Roggenpollen einzeln oder in Kombination an. Kürbiskerne allein dürften allerdings wenig bringen. Es sei denn, als Placebo.

Die Medikamente, die ich in der Praxis am häufigsten verschreibe, gehören zu der Medikamentengruppe der Alpha-1-Rezeptor-Antagonisten. Kurz gesagt handelt es sich um die Alphablocker. Hier gibt es einige Vertreter, wobei das gute alte Tamsulosin sicherlich als mein Favorit ins Rennen geht. Die Alphablocker bewirken eine Entspannung der Muskulatur in Prostata, Blasenauslass und Harnröhre und erleichtern so das Entleeren der Blase. Da die Alpharezeptoren aber nicht nur in der Blase vorkommen, sondern auch am Herzen, muss beim Gebrauch der Medikamente auf den Blutdruck geachtet werden. In einigen Fällen rauscht der Druck im Gefäßsystem derartig ab, dass dem Patienten schwindelig wird, sogar Ohnmachtsanfälle können auftreten. Werden gleichzeitig Blutdruckmittel eingenommen, sollten diese nach Rücksprache mit dem Internisten kurzfristig abgesetzt oder in geringerer Dosis verabreicht werden.

Ein weiteres Problem bei der Therapie mit Alphablockern können Veränderungen der Ejakulation darstellen. Oft ist die Kraft der Ejakulation deutlich abgeschwächt, und ein müdes Herauströpfeln macht einen Orgasmus sicherlich nicht besser. Manchmal tritt beim Höhepunkt auch gar nichts mehr zu Tage, weil das Prostatasekret in der Blase verschwindet (retrograde Ejakulation) oder gleich in der Prostata verbleibt (Anejakulation). In beiden Fällen ist das nicht befriedigend, denn das Empfinden des Orgasmus wird auch von der Druckwelle erzeugt, die das Herausschießen des Ejakulates durch die Harnröhre mit sich bringt. Auf der anderen Seite kann auch hier ruhig ein Therapieversuch mit dem Alphablocker gewagt werden. Kommt es zu den beschriebenen Nebenwirkungen, treten diese meist schon nach 48 Stunden auf – und vergehen nach Absetzen der Medikamente genauso schnell wieder.

Seit Kurzem ist mit Tadalafil ein weiteres Mittel zur Behandlung von Prostatabeschwerden von den Krankenkassen zugelassen. Neben der Verbesserung von Blasenentleerungsstörungen sind andere positive Veränderungen aus dem andrologischen Formenkreis zu erwarten. Die Medikation ist allerdings deutlich teurer und wird erst von den Kassen übernommen, wenn andere Medikamente nicht wirken oder die Nebenwirkungen nicht tolerabel erscheinen.

Eine komplett andere Herangehensweise zur Verbesserung der Pinkel-Performance besteht mit der Möglichkeit, die Prostata medikamentös zu verkleinern. Die Alphablocker verringern durch die Muskelentspannung in den ableitenden Harnwegen den Druck in Prostata und Harnröhre. 5-Alpha-Reduktase-Inhibitoren (Finasterid und Dutasterid) führen durch eine Unterdrückung des Testosteronstoffwechsels in der Prostata zu einer Schrumpfung des Organs und damit zur Entleerung der Blase. Die Therapie kann eine notwendige Operation einer vergrößerten Prostata lange herauszögern oder verhindern. Allerdings dauert es bis zu 18 Monate, bis der endgültige Zustand erreicht wird. Auch können durch die Veränderung des Testosteronhaushaltes auch mehr oder weniger unangenehme Nebenwirkungen auftreten. Als positiv ist aber zu bewerten, dass durch die Minderung des Testosteronstoffwechsels das Auftreten von bösartigen Prostatatumoren deutlich verringert werden kann. Wenn während der Therapie dennoch ein Tumor auftritt, ist er allerdings nach Meinung einschlägiger Experten deutlich aggressiver. Wo kein Licht, da kein Schatten.

In den allermeisten Fällen sind die beschriebenen medikamentösen Therapiemöglichkeiten ausreichend, um eine zufriedenstellende Situation bei bestehenden Blasenentleerungsstörungen zu erzielen. Wenn dies aber nicht ausreicht, gibt es eine Reihe durchaus bewährter operativer Therapiemöglichkeiten, um eine »Pinkelrinne zu schnitzen«, wie einer meiner ehemaligen Chefs gerne zu sagen pflegte. Durch die Fülle an Therapiemöglichkeiten würde es sich zu diesem Thema schon anbieten, ein eigenständiges Buch zu schreiben. Der Goldstandard der operativen Eingriffe ist sicherlich noch die TURP, also die transurethrale Resektion der Prostata, bei der durch die Harnröhre hindurch die Prostata mit einer elektrischen Drahtschlinge abgetragen wird.

Verschiedene technische Neuerungen lassen immer wieder Verbesserungen dieser OP-Methode zu. Seit Jahren gibt es zusätzlich allerlei Laseroperationen, mit denen die Prostata aufgelöst, verdampft oder zerschossen wird. Jede Methode kämpft um die besten Pinkelergebnisse bei gleichzeitig geringsten Komplikationsraten. Neben den rein operativen Methoden gibt es eine Reihe an Bestrebungen, die Prostata mit chemischen oder physikalischen Behandlungen zu bezwingen. Ein neues Verfahren verdrängt auch nur die Seitenlappen der Prostata und sorgt so für eine befreite Pinkelrinne.

Mein Tipp: Was immer Ihnen angeboten wird, überlegen Sie zuerst, ob die medikamentöse Therapie bereits ausgereizt ist. Operative Komplikationen sind zwar insgesamt selten, doch wenn sie einmal aufgetreten sind, können die Folgen oft nicht oder nur sehr aufwendig rückgängig gemacht werden.

3.2 Die Prostata ist so alt, wie sie sich anfühlt

Die jüngsten Patienten, die zu mir in die Praxis kommen und über bis dato unbekannte Pinkelprobleme berichten, machen gerade ihren Führerschein, das Abitur oder beenden ihre Lehre. Ich kann mich gut an die Worte aus meiner Urologie-Vorlesung, damals an der Universität Göttingen, erinnern: »Prostataprobleme sind keine Erkrankung des alten Mannes, sondern des alternden Mannes.«

In der Zeit, in der ich an verschiedenen Universitätskliniken gearbeitet habe, bin ich mit dieser jungen Patientenklientel so gut wie nie in Berührung gekommen. Die Kombination der Worte »Prostata« und »Krankenhaus« mündet unweigerlich im OP-Saal – und Zwanzigjährige brauchen definitiv keine Operation. Erst als ich in die Praxis gewechselt bin und sich das schier galaktisch große Feld urologischer Erkrankungen, Symptome und Befindlichkeiten vor mir ausbreitete, krochen die Worte meines Professors aus den verstaubten Tiefen meiner Hirnrinde. Wie recht er doch hatte!

Jede Woche finden sich mehrere Patienten unter dreißig mit einem typischen LUTS – *lower urinary tract syndrom* – also einem Problem beim Wasserlassen, bei mir in der Sprechstunde ein. Die Beschwerden der jungen Männer ähneln denen der Herren, die ihre Väter sein könnten. Häufiges Wasserlassen, Nachtröpfeln, ständiger Harndrang, geringe Urinmengen, nächtliches Wasserlassen und so weiter. Das Problem ist, dass bei dieser Patientenklientel in der Diagnostik mit größter Wahrscheinlichkeit nichts zu finden sein wird. Um Schlimmeres auszuschließen, führen wir bei ihnen in der Regel eine Ultraschalluntersuchung der Blase und der Prostata, eine labortechnische Untersuchung des Urins sowie eine Harndruckmessung mit unserem Spezialklo durch. Hierdurch können anatomische Veränderungen wie Harnröhrenverengungen, Tumorerkrankungen oder Infektionen weitestgehend ausgeschlossen werden. Zu 99 Prozent finden wir keine pathologischen Befunde, was den Patienten sehr entlastet.

Danach bitte ich den Patienten darum, in den nächsten Tagen ein Miktionsprotokoll zu führen. Das ist für den Patienten aufwendig und ein wenig nervig, aber es hilft ungemein: Beim Miktionsprotokoll soll über mehrere Tage dokumentiert werden, wann wie viel Flüssigkeit zugeführt wird, also die Trinkmenge zum jeweiligen Zeitpunkt. Außerdem soll protokolliert werden, wann wie viel Flüssigkeit die Blase wieder verlässt, also die Urinmenge zum jeweiligen Zeitpunkt. Hieraus ergibt sich unglücklicherweise die Notwendigkeit, seinen Tag mit einem Messbecher zu verbringen, der bei jedem Toilettengang als treuer Begleiter bereitsteht, um die gepinkelte Menge millilitergenau zu dokumentieren. Zum Schluss erhält man eine wunderbare Tabelle, die über einige DIN-A-4-Seiten Umfang einen genauen Aufschluss über die Einfuhr und Ausfuhr ergibt.

Bei drei Viertel aller Patienten kann nach einem solchen Protokoll Entwarnung gegeben werden, das heißt ihre Daten liegen in puncto Trinkmenge, Häufigkeit des Toilettengangs und daraus errechneter Blasenkapazität im gesicherten Mittelfeld. Ein weiteres Drittel fällt bei der Beschreibung des Tagesablaufs dadurch auf, dass der Patient unter deutlichem Stress zu stehen scheint und hier der eigentliche Grund für den häufigen Besuch des Porzellansaals liegen könnte. Neben dem Magen ist auch die Blase ein Organ, das sich bei Stress meldet und rebellieren kann. Nicht umsonst gibt es den Begriff der Reiz- oder Stressblase. Das gilt nicht nur für das starke Geschlecht – auch Männer können betroffen sein. Bei den verbleibenden Patienten finden sich keine therapeutischen Ansatzpunkte, weil sprichwörtlich nichts zu finden ist. Manchmal helfen dann die schon erwähnten pflanzlichen Stoffe, oder wir bestellen den Patienten nach den obligatorischen drei Monaten zur Nachkontrolle ein. Oft ist dann alles wieder vergessen und vorbei.

3.3 CPPS – Chronisches Beckenschmerzensyndrom

Besteht zu den Beschwerden beim Wasserlassen zusätzlich ein dauerhafter Schmerz im Beckenbereich, kann das eigenständige Krankheitsbild des »chronischen Beckenschmerzsymptoms« oder chronic pelvic pain syndrom, kurz CPPS, vorliegen. Eine chronisch bakterielle Entzündung der Prostata und ein Prostatatumor sollten vor Stellung dieser Diagnose ausgeschlossen werden. Häufige Entzündungen der Prostata können die Erkrankung begünstigen oder auslösen, im chronischen Fall sind Bakterien aber nicht zu finden.

Die Schmerzen werden ausgelöst durch dauerhaft entzündliche Veränderungen an Muskelfaszien oder bestimmten Sehnen, die unter anderem die dicke Muskelplatte des Beckenbodens bilden, an dem die Prostata aufgehängt ist. Bleiben die Beschwerden über Monate und Jahre chronisch, ist die Lebensqualität mitunter massiv eingeschränkt. Es kommt vor, dass Patienten neben den Beschwerden im Unterbauch zusätzlich sogar Depressionen ausbilden. Mir ist ein Fall bekannt, in dem der Patient bei völliger Ausweglosigkeit den Weg in den Suizid gesucht hat.

Neben der Therapie mit Alphablockern, medikamentösen Entzündungshemmern und pflanzlichen Stoffen können bei der Erkrankung auch neurologisch wirksame Medikamente zum Einsatz kommen und eine gute Wirkung zeigen. Da es sich um eine Störung der muskulären und Sehnenstrukturen des Beckenbodens handelt, können auch zielgerichtete, nicht medikamentöse Maßnahmen gute Abhilfe schaffen. Neben physiotherapeutischen oder osteopathischen Behandlungen können Biofeedback-Therapien oder eine extrakorporale Stoßwellentherapie (ESWT) der betroffenen Areale im Beckenboden deutliche Verbesserungen erzielen.

Vor kurzem ist ein neues Medikament für das CPPS auf den Markt gekommen. Nicht als Pille, wie bisher die üblichen Verdächtigen, sondern als Krieger vor Ort – als Zäpfchen. Die Zusammensetzung liest sich ein bisschen wie ein Kochrezept aus *Game of Thrones*, mit seinem Weihrauch, Strohblume und indischem Wassernabel. Schaden tut's wohl nicht, und wer zunächst auf Pflanzliches setzen möchte, hat hier zumindest eine Option.

Eine weitere innovative Option, ein CPPS zu therapieren, steht so nicht in den Lehrbüchern. Die Therapie ist sicherlich auch nicht immer von Erfolg gekrönt; ausprobieren würde ich es dennoch, wenn die Prostata ständig im Beckenboden vor sich hinköchelt und nichts anderes hilft. Acetylcystein, der gute alte Hustenlöser ACC, kann nicht nur zum Abhusten bei nervigen Bronchitiden genutzt werden. Wir haben damals in der Klinik die Brausetabletten aufgelöst und mit der Flüssigkeit zugeschleimte Neoblasen gespült. Neoblasen können aus Dünndarm gebastelt werden, wenn die Harnblase aufgrund von Krebs entfernt werden muss. Der Vorteil: Man pinkelt wie eh und je über die vorgegebenen anatomischen Gegebenheiten, ohne sich mit künstlichen Ausgängen und einem aufgeklebten Beutel auf dem Bauch herumschlagen zu müssen. Allerdings sind Darmschleimhaut und Blasenschleimhaut schon zwei ungleiche Schwestern, sodass der Teil des Darms, aus dem die Kugel für die Urinsammlung zusammengeflickt wurde, auch nach seiner neuen Stellenbeschreibung weiter ordentlich Schleim produziert und damit manchmal das Fass zum Überlaufen oder besser gesagt die eingelegten Katheter zum Verstopfen bringt. Hier kann oben genanntes ACC Abhilfe schaffen, wenn damit die schleimige Neoblase ordentlich gespült wird und der Schleim sich in Wohlgefallen auflöst.

Eben dieses ACC kann auch beim CPPS eingesetzt werden, auch hier bedient man sich seiner schleimlösenden Wirkung. Die Prostata fungiert als Drüse, sie bildet einen Großteil des Ejakulats. Da man dieses getrost als schleimig bezeichnen kann, fällt auch dem interessierten Laien vielleicht das Wirkprinzip auf. Ist die Prostata aufgrund irgendwelcher Störungen nicht in der Lage, ihr produziertes Gemisch hinaus in die Welt zu pusten, schwillt sie an und es entsteht Druck, der ordentliches Unbehagen im Unterleib auslösen kann. Wird das Prostatasekret verflüssigt, sodass es besser abfließen kann, reduziert sich der Druck und die Beschwerden werden besser. Zumindest theoretisch. Sicherlich ist nicht immer eine verschleimte und verstopfte Prostata die Ursache für Beckenbeschwerden. ACC ist aber frei verkäuflich in der Apotheke um die Ecke zu erhalten, und wie heißt es so schön – wer heilt, gewinnt.

Vor ein paar Monaten kam ein ausgesprochen netter alter Herr zu mir in die Sprechstunde. Wir verstanden uns auf Anhieb prächtig und vergaßen bei der netten Plauderei fast, weswegen er eigentlich gekommen war. Er erzählte mir von seinen Beschwerden in Leisten, Unterbauch, Hoden und Penis. Toll, dachte ich, die ganze Urologie in einem Patienten vereint. Richtig zielführend im Hinblick auf eine vernünftige Diagnose war die Beschreibung der Beschwerden nicht. Also schritt ich zum Äußersten und machte mich auf die Suche. Beim Abtasten fand sich zwar die eine oder andere Materialschwäche, aber trotz seiner siebzig Jahre würde der alte Herr den urologischen TÜV locker bewältigen. Im Ultraschall fand sich allerdings eine ungewöhnlich volle Blase. Habe ich nicht gerade den Urinbefund im Computer gesehen?, schoss es mir durch den Kopf, und ich fragte den Herrn, ob er bei uns nicht gerade eine Probe abgegeben hätte. »Doch, doch« antwortete er, »ich muss ja eh alle 30 Minuten auf die Toilette, da haben mir Ihre Damen von der Anmeldung beim Reinkommen gleich einen Becher in die Hand gedrückt.« Bei einer kalkulierten Wartezeit von etwa 15 Minuten konnte es also nicht so lange her sein, dass der nette Mann auf dem Klo war. Dafür war allerdings deutlich zu viel Urin in der Blase verblieben und ich hatte einen ersten Hinweis auf die Ursache seiner Probleme. Die Prostata, das Montagsorgan!

Wir begannen mit Tamsulosin, dem Einsteiger unter den Alphablockern. Zwei Tage später bekam ich einen Anruf. Das Medikament würde prima helfen, allerdings hatte der Herr das Gefühl, wie ferngesteuert durch die Gegend zu laufen, so schwindelig wurde ihm davon. Somit war die Prostata zwar als Übeltäter gestellt, dennoch musste jetzt eine passende Therapie gefunden werden. Zwei andere Alphablocker halfen nicht oder verstärkten das Problem mit der Blutdrucksenkung, sodass diese Therapieschiene ausschied. Für eine 5-α-Reduktase-Inhibitor-Therapie war die Prostata deutlich zu klein, sodass auch hier keine Möglichkeit einer Therapie bestand.

Beim Folgetermin gingen wir die verbleibenden Optionen durch. Eine OP kam für den Herrn (und mich) zu dem Zeitpunkt nicht infrage und so entschied ich mich für »das neue Präparat«, was eigentlich gar nicht so neu ist, aber für die Indikation von Prostatabeschwerden erst vor einiger Zeit zugelassen wurde. Zu Beginn einer neuen Therapie verschreibe ich immer eine kleine Packung, um zu sehen, ob Nebenwirkungen bestehen. Nach einem Monat kann sich der Patient dann bei Bedarf melden und ein Rezept für drei Monate nachbestellen. Zu meiner Verwunderung hatte der Patient nach Verlängerung des Rezeptes um einen erneuten Termin bei mir in der Sprechstunde gebeten und erschien zu meiner noch größeren Verwunderung gemeinsam mit seiner Ehefrau. Sie stellte wortlos eine Flasche feinsten Champagners auf meinen Schreibtisch und lächelte mich beseelt an.

»Oh, Sie scheinen mit der Wahl des Medikaments einverstanden zu sein, wie mir scheint,«, sagte ich und freute mich über die Flasche. »Sie wissen ja gar nicht, wie sehr sich unser Leben verändert hat. Mein Mann kann seit Jahren endlich wieder fast durchschlafen, und wir können gemeinsam Dinge unternehmen, ohne ständig eine Toilette suchen zu müssen.« »Und andere Dinge klappen auch wieder«, sagte der nette Herr und knuffte seine Frau liebevoll in die Seite.

3.4 Sehr häufig, aber nicht immer schlimm – Prostatakrebs

Die gerade beschriebenen »funktionellen Probleme« der Prostata gehen »nur« mit einer Verschlechterung des Wasserlassens einher. Daneben ist die Prostata das Organ des Mannes, welches am häufigsten entartet und zu einer Krebserkrankung führt. Allein in Deutschland werden pro Jahr über 60.000 Neuerkrankungen diagnostiziert. Diese Zahl steigt wegen stetig verbesserter Diagnostik fortlaufend. Die Frage, die sich stellt, ist, ob überhaupt alle Tumorerkrankungen der Prostata aufgedeckt werden sollten. Es gibt Untersuchungen, in denen Männer, achtzig Jahre und älter, nach einem natürlichen, nicht krebsbedingten Tod pathologisch untersucht wurden. Obwohl bei ihnen zu Lebzeiten nie die Diagnose eines Prostatakrebses gestellt wurde, wurden bei 50 Prozent und mehr im Nachhinein Tumorerkrankungen der Prostata festgestellt. Wer weiß, wie alt die Herren geworden wären, wenn sie keinen Herzinfarkt erlitten hätten, trotz Prostatakrebs?

Auf der anderen Seite der Medaille gibt es über 10.000 Todesfälle pro Jahr in Deutschland, die direkt auf Prostatakrebs zurückzuführen sind. Wie soll man sich also verhalten? Sollte man jedem kleinsten Verdacht bis zur letzten Gewissheit nachgehen und jeden diagnostizierten Tumor mit allen gegebenen Möglichkeiten behandeln? Ich habe meine Zweifel. Damit Sie sich ein ausführlicheres Bild machen können, was Zahlen, Möglichkeiten der Diagnostik und der Therapie von Prostatakrebserkrankungen angeht, empfehle ich allen meinen Patienten mit dieser Diagnose die »S3-Leitlinie« zum Prostatakrebs in der Version des Patientenratgebers. Wenn Sie diese Begriffe in eine Suchmaschine Ihrer Wahl eingeben, landen Sie zügig bei einer PDF-Datei, die etwa 100 Seiten umfasst und alles, aber auch alles, in verständlicher und wertfreier Weise beschreibt, was man als Laie oder Patient zum Thema wissen sollte. Eine wertfreie Beschreibung ist bei den mannigfaltigen Therapieoptionen, die auch bei der bösartigen Erkrankung der Prostata bestehen, manchmal nicht ganz unwichtig. Daneben gibt es aber auch individuelle Situationen bei der Besprechung dieser Erkrankung, die nicht immer in Studien und Statistiken erfasst werden können. Dann ist ein vertrauensvolles Gespräch mit einem Urologen gefragt.

Es gibt einige generelle Faktoren, die man zur Einschätzung einer Prostatakrebserkrankung kennen sollte. Der Prostatakrebs ist zwar eine sehr häufige Erkrankung, dennoch lässt er sich häufig gut therapieren. Auch ohne Therapie führt er nicht zwangsläufig zum Tod, oft werden nicht mal Beschwerden beschrieben. Es gibt nur wenige bösartige und sehr bösartige Krebsformen. Wichtig ist zu unterscheiden, welche Form vorliegt. Besteht bei jüngeren Männern der Verdacht auf einen Tumor, ist tendenziell von einem bösartigeren Typen auszugehen. Da bei den jüngeren Männern generell eine längere Lebensspanne zu erwarten ist, ist es sinnvoll, sich in den frühen Jahren über eine genaue Diagnostik und eine etwas »nachhaltigere« Therapie zu informieren. Im Gegensatz dazu ist es weniger sinnvoll bei einem 85-jährigen Patienten mit einer schweren Herzerkrankung, der sonst keine Beschwerden hat, einen zufällig diagnostizierten kleinen Tumor maximal zu behandeln. Natürlich muss jeder Fall individuell betrachtet und besprochen werden, dennoch gibt es bei der Pathophysiologie von Prostatatumoren altersabhängige Tendenzen.

Wie bereits erwähnt werden die diagnostischen Möglichkeiten stetig verfeinert. Gerade im Moment etabliert sich mit den Fusionsverfahren von Ultraschall und Magnet-Resonanz-Tomographie (MRT) die Möglichkeit, auch kleinere Tumore zu entdecken und durch Biopsien gezielt anzugehen. Wenn dieses Verfahren weiter Einzug in den diagnostischen Alltag findet, werden dadurch in den nächsten Jahren die Daten zu den Neuerkrankungen wohl noch stärker steigen als sonst. Durch die neuen Möglichkeiten werden Erkrankungen diagnostiziert, die früher übersehen worden sind.

Eine Diagnose vor einem Lebensalter von 45 Jahren wird in der Literatur als selten beschrieben. Ich habe zwei Patienten, die diese Hürde unterschreiten. Generell empfehle ich eine Vorsorge ab 40 Jahren. Das heißt nicht, dass ab diesem Zeitpunkt jedes Jahr eine Untersuchung erfolgen muss. Vielmehr geht es darum, einen Ausgangswert in jungen Jahren zu ermitteln, ab dem theoretisch der Beginn einer frühen Tumorerkrankung ausgemacht werden könnte. Ist das Risiko zu diesem Zeitpunkt irrelevant – wie in den allermeisten Fällen –, reicht eine erneute Vorsorge in fünf Jahren meist völlig aus. Sollte sich dennoch das erhöhte Risiko für eine Erkrankung errechnen lassen, kann die Untersuchung nach ein bis zwei Jahren wiederholt werden. So kann je nach den ermittelten Daten über die Jahre eine risikoadaptierte Vorsorge durchgeführt werden, ohne irgendwelche schlafenden Hunde zu wecken oder diese verrückt zu machen.

Wie sollte nun eine vernünftige Vorsorge aussehen? Viele kennen den PSA-Wert als Tumormarker. PSA steht für Prostata-spezifisches Antigen, und das wird von der Prostata gebildet, egal ob sie gesund, krank, vergrößert oder alt ist. Vielleicht hören Sie schon heraus, dass der gemessene PSA-Wert von verschiedenen Faktoren abhängen kann. Anders gesagt, die PSA-Messung allein ist nicht wirklich aussagekräftig. Immerhin kann die Aussage mit ein paar weiteren Messpunkten erheblich verbessert werden. Da der PSA-Wert nicht tumorspezifisch, sondern prostataspezifisch ist, wird beispielsweise bei einer Vergrößerung der Prostata regelmäßig ein höherer Wert gemessen. Zudem spielt das Alter in Bezug auf die Aussagekraft eines Prostatatumors eine ausschlaggebende Rolle.

Ein weiterer Faktor, der eine Vorsorgeuntersuchung weitaus aussagekräftiger macht, ist die Berechnung des sogenannten PSA-Quotienten. Der PSA-Quotient berechnet den Anteil vom gesamten PSA im Blut im Verhältnis zu proteingebundenem PSA. Je geringer das Verhältnis ausfällt, desto höher ist das Risiko für eine Tumorerkrankung.

Fassen wir zusammen: Haben wir die Daten für das gesamte PSA, den PSA-Quotienten, das Alter und die Prostatagröße – die einfach über einen Ultraschall vom Bauch her ausgemessen werden kann –, lässt sich das individuelle Risiko für das Vorliegen eines Prostatakrebses mit einem speziellen Computerprogramm errechnen. Das Programm ist übrigens frei verfügbar und findet sich zum Beispiel auf der Homepage der urologischen Klinik der Charité.

Wenn sich aufgrund der ermittelten Werte ein spezifisches Risiko ermitteln lässt, sollte je nach Datenlage eine Kontrolle der Untersuchungen in einigen Wochen bis Monaten erfolgen. Ist das Risiko dann gleich oder sogar weiter angestiegen, können in Absprache mit dem Patienten und seiner individuellen Situation weitere Maßnahmen besprochen werden.

Häufig landet man an einem Punkt, an dem eine weiterführende Diagnostik zum sicheren Ausschluss oder zur Bestätigung einer Tumorerkrankung notwendig wird. Bis vor einigen Jahren war die Biopsie, also eine Gewebeentnahme, der Prostata ein übliches Vorgehen. Zur sinnvollen Durchführung einer Prostatabiopsie mit einer entsprechenden Aussagekraft durch den Pathologen gibt es verschiedene Möglichkeiten. Früher wurde mit einer Biopsie auf jeder Prostataseite angefangen. Mittlerweile gilt, je größer die Prostata, desto mehr Biopsien. Das hat in einigen Studien allerdings dazu geführt, dass bei jeder Untersuchung bis zu fünfundvierzig oder mehr Nadelpunktionen durchgeführt wurden. Irgendwann war die Gefahr groß, dass vor lauter bioptischem Engagement kaum Prostatagewebe übriggeblieben ist.

Die Gewebeprobe verläuft mehr oder weniger blind, da man trotz Ultraschall nicht sicher sagen kann, wo genau in der Prostata sich der Tumor befindet. Insofern wird gleich die gesamte Prostata von vorn bis hinten durchgestanzt, um mit Glück den Tumor bei einer oder mehrerer der Stanzen zu erwischen. Dabei stellt sich die Frage: Wenn man bis zu vierzig Biopsien braucht, um auch den kleinsten Tumor zu finden, muss der dann wirklich therapiert oder auch überhaupt entdeckt werden? Da die Biopsie meist über einen transanalen Ultraschall ausgeführt wird, bei der mit einer langen Biopsienadel durch die Darmwand in die Prostata gestochen wird, sollte auf das Risiko von schwerwiegenden Entzündungen genauestens hingewiesen werden. Mit Blick auf diese mögliche Komplikation, die mehrfach im Jahr irgendwo zu schwersten Infektionen mit Intensivstationsaufenthalten und Schlimmeren einhergeht, sollte soweit möglich natürlich jede überflüssige Biopsie vermieden werden.

Um eine möglichst zielgenaue Biopsie durchführen zu können, versuchen Forschungsgruppen seit jeher bildgebende Verfahren in die Diagnostik von Prostatatumoren einzubringen. Der normale Ultraschall vom Bauch aus oder über eine Rektalsonde ist nicht ausreichend, um einen Tumor in der Prostata sicher zu lokalisieren. Verschiedene Computerprogramme, mit denen Ultraschallbilder bearbeitet wurden, sollten tumorverdächtige Regionen besser ausfindig machen. Einige Verfahren erbrachten bessere Daten, einige weniger gute. Einen nachhaltig durchschlagenden Erfolg hat es dabei nie gegeben.

Vor einigen Jahren begannen Radiologen, MRT-Untersuchungen der Prostata durchzuführen. Mit der Magnet-Resonanz-Tomographie können Weichteilstrukturen gut beurteilt werden. Dazu kommt, dass Tumorgewebe oft ein anderes Signalverhalten als gesundes Gewebe hat, auch ist der Stoffwechsel in Krebsherden unterschiedlich, was im MRT ebenfalls dargestellt werden kann. Mittlerweile gibt es recht gute MRT-Verfahren, die das Risiko eines Prostatatumors mit der sogenannten PiRad-Klassifikation (ausgesprochen wie englisch *pirate*) beschreiben. Aber auch bei dem höchsten Risiko eines PiRad-5-Status ist das Vorliegen eines Tumors »sehr wahrscheinlich« und nicht sicher. Auch hier muss vor einer endgültigen Diagnose eine Biopsie erfolgen.

Es gibt neben den üblichen PSA-Werten noch weitere Tumormarker, die das Vorliegen eines Prostatatumors beschreiben können. Der PCA3-Test, der mit Prostatazellen aus dem Urin, und der p2PSA-Test, der wie die üblichen PSA-Tests nach einer Blutabnahme durchgeführt wird, haben in verschiedenen Studien eine leichte Verbesserung der Aufdeckrate von Tumorerkrankungen gezeigt. Wegen verschiedener Faktoren sind sie aber letztlich nie in den klinischen Alltag eingezogen.

Aktive Überwachung

Ist ein Prostatakrebs in der Vorsorge entdeckt worden, liegt trotzdem in der Regel kein Grund für (vor-)schnelle Maßnahmen vor. Durch das langsame Wachstum hat man als Patient normalerweise ausreichend Zeit, sich über die vielen unterschiedlichen Therapiemodalitäten zu informieren und sich für das passende Verfahren zu entscheiden. Auch hier empfehle ich, die S3-Leitlinie für das Prostatakarzinom in der Version des Patientenratgebers gründlich zu lesen. Hier bekommen Sie einen umfassenden Überblick über die möglichen Therapieverfahren. Mit Ihrem Urologen können Sie im gemeinsamen Gespräch abwägen, welches letztlich das richtige für Sie ist. Ihr Urologe sollte kein Problem damit haben oder Sie sogar dazu ermutigen, eine zweite Meinung bei einem anderen Kollegen einzuholen.

Vor einigen Jahren wurde bis zu einer gewissen Altersgrenze noch fast jeder Prostatatumor auf irgendeine Weise therapiert. Ist nach der endgültigen Untersuchung des herausoperierten Organs beim Pathologen ein wenig bösartiger Krebs gefunden worden, wurde dem Patient bescheinigt, dass er »Glück« gehabt hätte, da ein Fortschreiten der Erkrankung nach der Therapie als sehr unwahrscheinlich galt. Mittlerweile ist man einen Schritt weiter.

Da seit Langem bekannt ist, dass nicht alle Prostatatumore Probleme bereiten müssen, kann versucht werden, diese Patienten herauszufischen und ihnen eine Therapie zu ersparen. Die Patienten mit einem wenig bösartigen Krebs, bei dem zu Lebzeiten zunächst keine Probleme auftreten sollten, können statt einer Therapie auch eine sogenannte »aktive Überwachung« erhalten. Das ist ein ganz schöner Paradigmenwechsel, sind vor einigen Jahren doch fast alle Patienten entweder operiert oder bestrahlt worden. Im Rahmen der aktiven Überwachung werden die Patienten nach einem bestimmten Reglement alle drei Monate untersucht, um die weitere Entwicklung des Tumors zu begutachten. Bleibt der Tumor, wie er ist, muss weiterhin keine Therapie erfolgen. Verändert sich der Tumor und damit das Risiko, kann von Neuem in Ruhe überlegt werden, welches die richtige Therapie ist.

Als eigentliche Therapieoptionen eines neu gefundenen Tumors (ich beziehe mich hier jetzt zunächst auf die Tumore, die auf die Prostata begrenzt sind) besteht die Möglichkeit einer Operation, einer Bestrahlungstherapie oder anderer sogenannter »interventioneller Verfahren«.

Bei der Operation wird die Prostata mit den anhängenden Samenbläschen chirurgisch entfernt. Harnröhre und Blase werden danach wieder zusammengenäht, damit die Blase wieder auf normalem Weg entleert werden kann. Früher wurden die Operationen über einen Bauchschnitt oder vom Damm aus durchgeführt. Vor zirka zwanzig Jahren begann die Zeit von Laparoskopie oder Bauchspiegelungsoperationen. Damals habe ich meine Ausbildung in der Charité Berlin absolviert. Die Klinik war ein weltweit bekanntes Zentrum für laparoskopische Prostataentfernungen.

Aus dem Bauchspiegelungsverfahren entwickelte sich später die Roboter-OP. Ursprünglich war das Verfahren von der US-Armee erdacht worden, um in Krisengebieten ferngesteuert Operationen an verletzten Soldaten durchführen zu können. Anfang der 2000er Jahre sind die Vorteile dieses Systems auch für die zivile Nutzung erkannt worden. Auch wenn die Operation tatsächlich über einen Roboter ausgeführt wird, besteht kein Grund zur Panik. Der Roboter führt keine selbstständigen Bewegungen aus und ist nicht für irgendwelche Abläufe programmierbar. Die Operation wird vom Urologen ausgeführt, der von einer Konsole aus die Roboterarme im Bauch des Patienten steuert. Die Konsole kann allerdings bei Bedarf mehrere 1.000 Kilometer entfernt stehen, solange die WLAN-Gebühren bezahlt werden.

Der Operateur sieht ein dreidimensionales Bild in vielfacher Vergrößerung, welches über eine Kamera im Bauch des Patienten auf den 3-D-Bildschirm der Konsole übertragen wird. Da die OP tief unten im Becken stattfindet, sitzt der Chirurg bei der Roboter-OP entspannt an seinem ergonomisch optimierten High-Tech-Gerät und kann mit höchster Präzision den Eingriff durchführen. Damals haben die Operationen viele Stunden gedauert, die Lernkurve war zu Anfang bei dem neuen System nicht besonders steil. Mittlerweile gibt es über fünfzig solcher

Roboter in Deutschland und die Ergebnisse der OP selbst sind – so viel kann ich aus eigener Erfahrung sagen – hervorragend. Ich habe einige Patienten, die mit diesem Da-Vinci-System operiert wurden. Die hohen Kosten sind sicherlich ein Problem, dem man bei der Entwicklung medizinischer High-Tech-Verfahren in Zukunft immer mehr begegnen wird.

Generell muss ich aber sagen, dass auch die operativen Ergebnisse durch einen erfahrenen Operateur auf die herkömmliche Weise über einen offenen Bauchschnitt nicht schlechter sein müssen. Im Gegenteil. Lieber offen operiert von einem Routinier als robotisch von einem Anfänger! Aber auch hier wird sich die Entwicklung nicht aufhalten lassen und irgendwann muss jeder Operateur einmal seine erste OP durchführen.

Die Risiken einer chirurgischen Prostataentfernung konnten in den letzten Jahren nach und nach stetig minimiert werden. Dennoch besteht das Restrisiko, dass nach einem Eingriff eine Erektionsstörung oder eine Inkontinenz auftritt.

Neben der operativen Therapie kann ein Prostatatumor auch mit guten Ergebnissen bestrahlt werden. Der Vorteil liegt auf der Hand – man erspart sich die Risiken eines operativen Eingriffs. Auf der anderen Seite kann sich ein Tumor nach einer Bestrahlung jedoch erholen und weiterwachsen. Je nach Stadium und Bösartigkeit sollte das richtige Verfahren gewählt werden, damit dieses Risiko sinkt.

Es gibt zunächst zwei unterschiedliche Arten der Bestrahlungstherapie. Die »Perkutane Bestrahlung« wird von außen, also durch die Haut durchgeführt. Daneben gibt es die sogenannte »Brachytherapie«, bei der die Strahlenquelle direkt in die Prostata gebracht wird. Bei der Brachytherapie kann zwischen einem »High-Dose-Rate«- und einem »Low-Dose-Rate«-Verfahren unterschieden werden. Welche Option die geeignete ist, sollte ebenfalls mit dem Urologen besprochen werden. Aber auch bei einer Strahlentherapie können Probleme auftreten. Auch hier verringerte sich die

Komplikationsrate durch die rasante Fortentwicklung der medizinischen Technik in den letzten Jahren stetig. Dennoch können Darm- und Blasenprobleme oder eine Erektionsstörung auftreten.

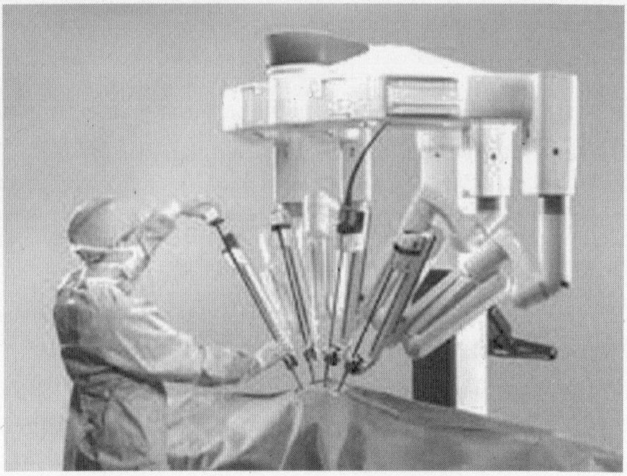

Abb. 5: Ein Da-Vinci-Roboter

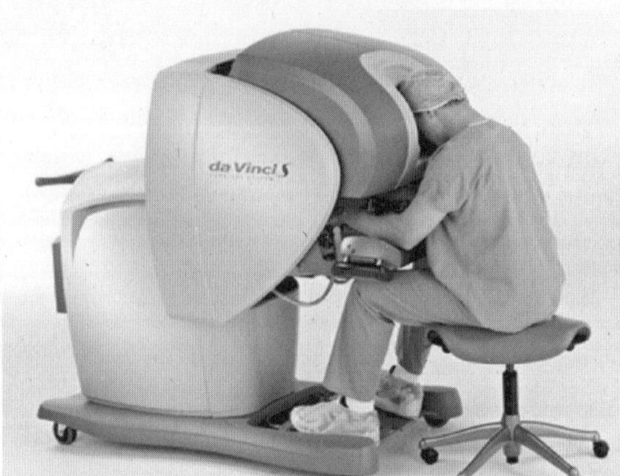

Abb. 6: Eine Da-Vinci-Konsole zur Steuerung des Chirurgiesystems

Der Vollständigkeit halber seien auch die sogenannten interventionellen Verfahren Hyperthermie, Kryotherapie und HIFU genannt. Hier wird mit physikalischen Kräften wie Hitze, Kälte oder hochfokussiertem Ultraschall versucht, einen Prostatatumor zu behandeln. Zwar lassen sich Einflüsse der Therapie auf den Tumor belegen, wahrscheinlich gibt es auch die eine oder andere Erfolgsgeschichte zu vermelden. Klinisch gesicherte Nachweise für einen nachhaltigen Heilungserfolg bestehen allerdings für keine der genannten Therapien. Sie sollten deshalb nur in ausgesuchten Einzelfällen oder im Rahmen hochwertiger klinischer Studien mit einer genauen Patientenüberwachung eingesetzt werden.

Prostatakrebszellen reagieren allerdings nicht nur auf Bestrahlung. Da ein solcher Tumor in den meisten Fällen abhängig von dem männlichen Sexualhormon Testosteron entsteht, kann durch ein Absenken des Testosteronspiegels auch das Tumorwachstum deutlich verlangsamt werden. Die Risiken einer Bestrahlung oder einer Operation entfallen, dafür können zum Teil unangenehme Nebenwirkungen durch den Hormonentzug entstehen. Manchmal kann es allerdings sinnvoll sein, bei weit fortgeschrittenen Tumoren eine zusätzliche Hormonentzugstherapie in Kombination zur Bestrahlung oder nach einer Operation anzuwenden.

Wie man es dreht und wendet, ein Prostatatumor ist keine Erkrankung, die man sich wünscht. Trotzdem besteht bei einer Diagnose kein Grund zur Panik oder Verzweiflung. Mittlerweile sind die Heilungschancen durch die vielen verschiedenen Therapiemöglichkeiten gut und die Lebensqualität nach einer Therapie meist hoch.

4. Kinderwunsch aus Sicht des Mannes

Meine andrologische Karriere begann in einer Kaffeepause im Jahr 2001, als ein Kollege in der Berliner Charité mich fragte, ob ich von ihm die »Kinderwunschsprechstunde« übernehmen wolle. Er würde eine Oberarztstelle annehmen und die Universität verlassen. Ich hatte damals mit dem Thema »Kinderwunsch« etwa so viel zu tun wie eine Kuh mit Skateboardfahren, sagte aber zu, da in der Poliklinik auffällig nette Schwestern arbeiteten und ein deutlich entspannterer Tagesablauf zu vermuten war als auf den Stationen. Was Albrecht – so hieß der Kollege – mir noch mit auf den Weg gab, war der eher nebensächliche Hinweis, dass Paare, die sich ein Kind wünschten, grundsätzlich sehr nette und dankbare Patienten wären, die jede Unterstützung verdienten. Und so ist es eigentlich bis heute. Gesagt, getan. Ich machte mich mit ein paar Büchern am Wochenende, soweit es ging, ein wenig schlau und war ab Donnerstagvormittag plötzlich der »Kinderwunschexperte« in Europas größter Klinik.

Nach einigen komplikationsfreien Monaten hatte ich mich umfassend eingearbeitet und zudem wirklich Spaß an der neuen Aufgabe gefunden. Die Patienten waren jung, gesund und fit – im Vergleich zu jenen der Kollegen, die ihre wöchentliche Prostatakrebssprechstunde oder die Inkontinenzsprechstunde abhielten. Außerdem merkte ich, dass die niedergelassenen Urologen aus Berlin heilfroh waren, dass sich jemand des Themas annahm, so richtig wusste nämlich niemand Bescheid, und zeitaufwendig war dieses Gebiet ebenfalls. Über die Jahre erarbeitete ich mir mehr und mehr meine Expertise (Kollegen nannten mich spaßhalber den »Sperminator« – auch Mediziner lästern unter Niveau), und die positiven Rückmeldungen – auch in den Medien – häuften sich. Nachdem ich im »Frühstücksfernsehen« morgens um sechs Uhr als »Storch von Berlin Mitte« ein bisschen aus dem Nähkästchen geplaudert hatte, platzte die Kinderwunschsprechstunde aus allen Nähten, und es wurden zusätzliche Sprechzeiten eingeplant. Mittlerweile begleitet mich das Thema seit mehr als 17 Jahren, in denen ich nach etwa 10.000 Spermiogrammen wahrscheinlich doch so etwas wie einen reichen Erfahrungsschatz aufbauen konnte.

Aber wann spricht man eigentlich von einem unerfüllten Kinderwunsch? Statistisch gesehen werden 90 Prozent aller Paare, die sich ein Kind wünschen, nach 12 Monaten schwanger, 95 Prozent können sich nach 24 Monaten über ihren Nachwuchs erfreuen. Eine Infertilität, also eine Zeugungsunfähigkeit, liegt laut Definition nämlich erst dann vor, wenn die Schwangerschaft innerhalb eines Jahres ausbleibt, ein regelmäßiger Geschlechtsverkehr – laut Lehrbuch zwei- bis dreimal pro Woche – ist dabei selbstredend vorausgesetzt.

Die Urheberschaft der Problematik verteilt sich mehr oder weniger zu gleichen Teilen auf Männer und Frauen. Typischerweise sind es allerdings fast immer die Frauen, die sich bei Ausbleiben der Schwangerschaft den Schuh der vorgeblichen Unfruchtbarkeit anziehen und sich zuerst beim Gynäkologen vorstellen. Unabhängig davon, ob es einen belastbaren Befund gibt, gehört auch für den Mann ein Besuch beim Andrologen zu den Pflichtterminen, denn ohne Spermiogramm ist die Diagnose bei der Frau nur die halbe Wahrheit. Sollte aufgrund männlicher Probleme keine Schwangerschaft möglich sein, würde bei der Frau eine Therapie bei potenziellen Nebenwirkungen nicht oder erst dann durchgeführt werden, wenn beim Mann die Zeugungsfähigkeit wiederhergestellt wurde.

Die möglichen Gründe, die Männern die Vaterschaft versagen, sind breit gestreut. Es gibt angeborene oder anatomische Grundlagen, die ein Spermiogramm verschlechtern können. Zum Beispiel dann, wenn in der Kindheit ein oder beide Hoden nicht durch den Leistenkanal in den Hodensack gerutscht sind und man operativ nachhelfen musste. Diese »bilaterale Funikolyse mit Orchidopexie« wird häufig als »Leistenbruch-OP« vereinfacht, da es der gleiche operative Zugang ist und sich diese Variante auch deutlich einfacher aussprechen lässt.

Ein weiterer Klassiker unter den anatomischen Ursachen ist die »Varikozele« oder zu Deutsch »Krampfader des Hodens«. Bis zu 30 Prozent aller Männer haben eine mehr oder weniger starke Erweiterung des Venengeflechts über dem Hoden, »Plexus Pampiniformis« genannt. Manchmal kann man die Varikozele als weiches »Geschwurbsel« über dem Hoden, meist links, ertasten. Gelingt das nicht, bringt ein Ultraschall Klärung, manchmal auch erst der Doppler-Ultraschall. Wenn man weiß, was man sucht, kann man bei positivem Ergebnis der linken Seite nicht selten auch rechts eine Varikozele feststellen, was so in den Lehrbüchern noch keinen regelhaften Einzug gefunden hat. Dort ist die Varikozele häufig noch als »einseitige« Erkrankung beschrieben, wobei die linke Seite aufgrund der venösen Gefäßanatomie über die Nierenvene tatsächlich häufiger betroffen ist.

Darüber hinaus gibt es verschiedenste genetische, infektiöse, medikamentöse und hormonelle Ursachen, die nach und nach abgefragt und durch verschiedene Tests diagnostiziert werden können. Auch Umwelteinflüsse wie Stress, Hitze, Rauchen und eine ungesunde Lebensweise an sich können die Spermatogenese in die Knie zwingen. Häufig findet man allerdings keine Ursache für eine schlechte Spermiogrammqualität, hierbei handelt es sich dann um eine sogenannte idiopathische Infertilität. »Idiopathisch« bedeutet im Arztdeutsch nett ausgedrückt »Keine Ahnung«. Wenn man sich allerdings mal überlegt, wie weit sich in den letzten Jahrzehnten der berufliche und sozial vermittelte Stress gesteigert hat, dass in jeglicher Plastikverpackung östrogenisierende Weichmacher stecken und das Trinkwasser durch die millionenfach verschriebene Pille deutlich mehr weibliche Hormone als früher enthält, ist die Einflussnahme auf die Zeugungsfähigkeit beim Mann nicht ganz unverständlich.

Achten Sie also im Sinne Ihrer Spermienbildung und der Nachkommenschaft generell auf eine »gesunde Lebensweise«, was immer das sein mag. Weder ein Cheeseburger noch eine Zigarette werden Ihnen das Kinderglück versagen, vielmehr jedoch die Summe an kleinen Spermatogenesesünden, die sich über die Jahre und Jahrzehnte aufsummieren. Ein Saunanachmittag ist sicherlich entspannend und damit dem Kinderwunsch eher zuträglich, als sich im Winter täglich stundenlang im Auto auf einer glühenden Sitzheizung die Hoden zu dünsten.

Ich werde immer wieder gefragt, ob Mann etwas Spezielles essen kann, um seine Zeugungsfähigkeit zu unterstützen. Wie gesagt, ein Cheeseburger ist kein Verhütungsmittel und ein Rote-Beete-Salat wird Sie nicht zwangsläufig in den Kreissaal bringen. Eine aktuelle Studie hat zu diesem Thema allerdings gerade festgestellt, dass eine Handvoll Nüsse das Spermiogramm angeblich signifikant verbessern kann. Wer Nüsse mag, ist also klar im Vorteil.

Nun sollte aber auch festgehalten werden, dass ein »schlechtes Spermiogramm« noch lange nicht bedeutet, dass der Mann keine Nachfahren in die Welt setzen wird. Schauen wir uns mal die aktuellen Normwerte für Spermiogramme an: Das Basis-Spermiogramm besteht primär aus drei Parametern. Wichtig ist die Spermienmenge beziehungsweise die Spermiendichte. Zusätzlich ist die Motilität, also die Beweglichkeit der einzelnen Spermienzellen wichtig. Zuletzt wird die Morphologie, also das Aussehen bewertet.

Daneben gibt es noch andere Punkte, die diagnostisch sinnvoll sein können, dazu aber später mehr. Für jeden der drei Punkte gibt es Referenzbereiche. Diese wurden in einer großen internationalen Studie ermittelt. Untersucht wurden hierbei die Spermiogramme Tausender Männer, die innerhalb eines Jahres ohne weitere diagnostische oder therapeutische Hilfe zuvor eine Schwangerschaft erzielt haben. Man muss sich das also in etwa vorstellen wie einen riesigen See aus Sperma, ordentlich gerührt und geschüttelt, aus dem sich dann der Mittelwert und damit der Maßstab für »normale« Männerfertilität errechnen lässt.

Bei Spermiogrammdaten unterhalb des Referenzbereichs ist die statistische Chance auf eine Schwangerschaft reduziert. Aber der Patient ist zunächst einmal per se nicht absolut zeugungsunfähig. Werden die Daten schlechter und schlechter, ist die Chance auf eine Schwangerschaft irgendwann statistisch gesehen so gering, dass man von einer Unfruchtbarkeit seitens des Mannes ausgehen muss. Solange sich aber bewegliche Spermien unter dem Mikroskop zeigen, ist grundsätzlich die »Chance reduziert«, wie weit auch immer. Manchmal braucht es auch ein bisschen länger, bis man von einer vermeintlichen zu der wirklichen Ursache einer Unfruchtbarkeit kommt.

Ein Paar aus dem Nahen Osten stellte sich in der Kinderwunschsprechstunde der Universität vor. Da beide weder Deutsch noch Englisch sprachen, brachten sie einen Dolmetscher mit, der allerdings nicht viel sprachkundiger war als die beiden selbst. Und da saßen wir nun, wir vier, und starrten schweigend auf das Spermiogramm, das der Patient aus seinem Heimatland mitgebracht hatte.

Die drei vor dem Schreibtisch waren mit Sicherheit durch meine argwöhnische Mimik ein wenig verunsichert, jedoch konnte ich diesmal auch unter größter Anstrengung mein allwissendes Lächeln nicht vortäuschen.

Nicht bei den vorliegenden Befunden. Wie in alles in der Welt kommt man zu 280 Millionen Spermien pro Milliliter – was verteufelt viel ist –, wobei jedoch alle 280 Millionen Exemplare der kleinen Schwimmer tot sind?

Laborparameter und Ultraschallbefunde waren so unauffällig, dass die Suche nach der Ursache der Kinderlosigkeit angesichts der Sprachbarriere schwierig werden würde. Selbst nach der einfachsten Frage war das Sprechzimmer für Minuten erfüllt von lauten Diskussionen, bei denen es aus meiner Sicht ebenso gut um Dromedare und Bogendolche gehen konnte, um die hier gerade gefeilscht wurde, und nicht etwa um derzeit regelmäßig eingenommene Medikamente, nach denen ich gefragt hatte. Der Dolmetscher gab sein Bestes, trotzdem stapelten sich die Akten der wartenden Patienten inzwischen immer höher auf dem Schreibtisch.

Nachdem wir zum Ende der »Beratung« auch die Teilnahme an Atomtestprogrammen und jahrelange Drogensucht grundsätzlich ausschließen konnten, war ich mit meinem Latein fast am Ende. Bis sich die bekopftuchte Ehefrau des Zeugungsunfähigen zum ersten Mal seit ihrer Ankunft in meinem Sprechzimmer zu Wort meldete. Dolmetscher und Ehemann winkten ab, doch wer auf der Suche nach einem letzten Strohhalm ist, muss auch mal den Ehemann verärgern. Also bat ich den verlegenen Dolmetscher um Übersetzung des Wortbeitrags in Deutsch. Die Frau wollte wissen, ob es normal sei, dass ihr Mann sich mehrmals am Tag in einer kochend heißen Badewanne aufhielt. »Nein, ist es nicht«, antwortete ich und blickte den Patienten mit verblüffter Strenge an. Nach meiner Bitte, mir doch die Beweggründe seines ungewöhnlichen Tuns näherzubringen, schickte er seine Frau nach draußen.

Unter jetzt sechs männlichen Augen beichtete er, einen

einzigen Seitensprung gehabt zu haben. Allah habe ihm dann Schmerzen und weißlichen Ausfluss auf den Hals, oder besser in die Harnröhre gehetzt. Einen Tripper also. Und da er in seinem Heimatland damit nicht zum Arzt hätte gehen können, wollte er die Kraft des Wassers nutzen und stieg fünfmal am Tag in eine dampfend heiße Wanne.

Bravo, nun hat er sich die Eier gekocht, dachte ich. Seine Frau wurde nun wieder in die Runde zurückberufen, und wir besprachen die Therapiemodalitäten. »Antibiotika und Badeverbot«, nach vier bis sechs Monaten sollten sich die beiden halbgaren Spermienerzeuger wieder erholt haben. Wieder hallten viele laute »As« und »Ls« durch den Raum, und der Dolmetscher fragte mich in seinem unnachahmlichen Deutsch nach der Möglichkeit einer künstlichen Befruchtung: »Mann fragt, wieso du nicht tun Sperma rein in Ei von Frau und dann beides zurücktun in Frau. Dann hast du Kind in Bauch von Frau.«

Mein Einwand, dass dieses Verfahren bei toten Spermien aussichtslos, darüber hinaus aber auch aufwendig, teuer und zurzeit bei einer relativ hohen Chance der Selbstheilung – solange er sich von zu heißen Badewannen fernhalte – vor allem nicht indiziert sei, interessierte nicht. »Machst du Sperma von Mann in Eizelle von Frau, dann ist Kind in Bauch von Frau«, sagte er beharrlich auf Wunsch des Patienten. Mittlerweile waren etwa sechzig Minuten vorüber, und ich begann ein wenig angespannt auf meinem Stuhl hin- und herzurutschen. Auch beim nächsten Anlauf war meine Aussage, dass man mit toten Spermien auch bei einer künstlichen Befruchtung keine Schwangerschaft erwarten kann, für den Patienten nicht einsehbar. Nachdem der Dolmetscher einen letzten Versuch unternahm, mir die Grundzüge der intrazytoplasmatischen Spermieninjektion bei der künstlichen Befruchtung gebetsmühlenartig entgegenzujammern, gebot ich mit erhobener Hand Einhalt, blickte ernst in die Runde und begann mit meinem bis dahin mir selbst völlig unbekannten, aber wirksamen Gleichnis: »Wenn Sie einen toten Busfahrer in einen Bus setzen, wird dieser Bus niemals losfahren.« Die drei blickten sich an; ein kurzes Nicken. Es war vollbracht. Die Ehefrau brachte etwa anderthalb Jahre später einen Sohn zur Welt.

Apropos Mikroskop. Ich führe die Spermiogramme nicht mehr selber durch, das könnte ich bei den vielen Patienten gar nicht mehr leisten. Bei uns in der Praxis führen wir etwa 600 Untersuchungen pro Jahr durch. Mittlerweile sind die Damen aus unserem Labor so gut und erfahren, dass ich da auch gar nicht mehr mithalten könnte. Die Befundung eines Spermiogramms ist für den Anfänger die reine Hölle. Wer den Liebes-Schwupps unter dem Mikroskop betrachtet, dem wird entweder schwindelig oder er fühlt sich an ein Oktoberfestzelt aus der Vogelperspektive im Zeitraffer erinnert. Stellen Sie sich vor, Sie treten unbeabsichtigt in einen Ameisenhaufen, halten dann die Kamera drauf und müssen im aufgezeichneten Film durchzählen, welche Ameise wann, wohin und wie schnell rennt. Aber pronto, der Chef wartet!

Wir lassen uns regelmäßig in Münster, dem europäischen Mekka der Spermatologie, in einem anspruchsvollen Verfahren in der Qualität unserer Untersuchungen zertifizieren. Nur so ist gewährleistet, dass das durchführende Labor auch wirklich Ahnung von der Auswertung hat. Die Ausbildung unserer Damen dauert lange und ist nicht ganz preiswert, aber es lohnt sich, wenn die diagnostischen Aussagen dementsprechend zutreffend sind.

Leider bekomme ich oft Spermiogramme vorgelegt, aus denen hervorgeht, dass das untersuchende Labor nicht wirklich in die Qualität der Ausbildung seiner Mitarbeiter investiert. Mal sind die gemessenen Parameter untereinander nicht schlüssig, manchmal fehlen einzelne Parameter ganz. In vereinzelten Fällen bekommt man sogar nur ein handschriftliches Pamphlet mit dem Wort »unfruchtbar« vorgelegt. Informieren Sie sich also unbedingt vor Durchführung eines Spermiogramms, ob die Praxis an den Ringversuchen bezüglich der Qualitätssicherung teilnimmt. Sie lassen Ihre Bremsen ja auch nicht beim Metzger checken.

4.1 Wie man ein Spermiogramm liest

Anbei gebe ich Ihnen einige Spermiogramme an die Hand, wie sie bei uns in der Praxis vorkommen könnten. Dazu gibt es ein paar Überlegungen, die mir dabei durch den Kopf gehen.

Der Ferrari

Makroskopische Untersuchungsergebnisse

Ejakulat makroskopisch

Probengewinnung: 09:00h	Abgabe in der Praxis: 09:30h
Beginn Untersuchung: 09:45h	Verflüssigungszeit: 30 min
Letzter Samenerguß vor: Tagen	pH:
Beschaffenheit: normal Volumen: 9,2 g	

Farbe/Geruch: weißlich, kastanienblütenartig

Referenzbereiche Volumen (WHO 2010)
1,5ml (5% Perzentile / untere Referenzgrenze)
3,7ml (50% Perzentile / Median)

Mikroskopische Untersuchungsergebnisse

Nativpräparat: subjektiv gemessene Spermiendichte: hoch
Sonstige auffällige Befunde im Nativpräparat:

Anzahl Gesamtejakulat:	493,12 Mio
Spermiendichte:	53,6 Mio/ml

Referenzbereich Spermienanzahl (WHO 2010)
39 Mio (5% Perzentile / untere Referenzgrenze)
255 Mio (50% Perzentile / Median)

Motilität:

Progressive Motilität (PR / a+b):	61 %
Nicht progressive Motilität (c)	22 %
Immotil (d):	17 %

Referenzbereiche Motilität (WHO 2010)
32% (5% Perzentile / untere Referenzgrenze)
55% (50% Perzentile / Median)

Unter Aplikation von GM501 Air (mit Phenolred und Gentamycin, Fa. Gynemed)

PR nach 5 Stunden:	45 %
PR nach 24 Stunden:	23 %

Morphologie: bei ausgezählten Zellen

Normale Spermien:	17%
Kopfanomalien (inkl. Plasmaanhängsel):	02%
Akrosomendefekte:	07%
Schwanzanomalien:	88%

Referenzbereiche Normalformen (WHO 2010)
4% (5% Perzentile / untere Referenzgrenze)
15% (50% Perzentile / Median)

Bemerkungen:

MAR-Test (IgG-Antikörper):	negativ (positiv bei mehr als 50% Adhäsion)
Eosintest:	40% positiv
Peroxidase-Test:	0,5 Granulozyten
Chlamydientest:	negativ

Zunächst ist es wichtig zu schauen, ob die Parameter bei der Spermiendichte, der Motilität und der Morphologie im Normbereich liegen. Der Normbereich fängt bei allen gemessenen Werten statistisch gesehen an der sogenannten 5%-Perzentile an, also nicht erst beim Mittelwert. Bei der Spermienmenge wird zunächst die Konzentration der Spermien pro Milliliter Ejakulat gemessen. Dazu zählt man unter dem Mikroskop in mikroskopisch kleinen Zählkammern die Anzahl an Spermien aus. Da das Volumen der Zählkammer bekannt ist, kann nun auf die Anzahl pro Milliliter hochgerechnet werden.

Für die Gesamtspermienmenge wird die Spermiendichte mit dem Ejakulatvolumen oder besser gesagt dem Ejakulatgewicht multipliziert. Hierbei passieren oft Fehler, die die Daten des Spermiogramms sehr ungenau werden lassen können. So ist es für die Berechnung der Spermiengesamtzahl eminent wichtig, das komplette Ejakulatvolumen in die Rechnung mit einzubeziehen. Wird das Volumen beispielsweise mit einer Pipette gemessen, kann ein Rest an Ejakulatvolumen, was häufig unter 2 Millilitern liegt, an der Wand des Probebechers hängen bleiben. So können gerne mal bis 30 Prozent des Volumens flöten gehen. Das Gleiche gilt, wenn bei der »Erstellung des Probenmaterials« – oder auch »5 gegen Willi« – nicht alles im Becher, sondern in der freien Wildbahn beziehungsweise auf dem Badewannenrand landet. Eine massiv hohe Spermiendichte passt zum Beispiel nicht zu einem minimalen Ejakulatvolumen. Hier gilt es dann nachzufragen, ob der Schütze auch gut gezielt hat.

Beim Ferrari hat alles seine Richtigkeit: Das Ejakulatvolumen ist hoch, die Spermiendichte ebenfalls, und die Gesamtspermienzahl ist beneidenswert – deutlich über der 5%-Perzentile und dem Mittelwert.

Der Golf

Makroskopische Untersuchungsergebnisse

Ejakulat makroskopisch
Probengewinnung: 11:00h
Beginn Untersuchung: 11:45h
Letzter Samenerguß vor: Tagen
Beschaffenheit: normal Volumen: 3,2 g

Abgabe in der Praxis: 11:30h
Verflüssigungszeit: min
pH:

Farbe/Geruch: weißlich, kastanienblütenartig

Referenzbereiche Volumen (WHO 2010)
1,5ml (5% Perzentile / untere Referenzgrenze)
3,7ml (50% Perzentile / Median)

Mikroskopische Untersuchungsergebnisse

Nativpräparat: subjektiv gemessene Spermiendichte: normal
Sonstige auffällige Befunde im Nativpräparat:

Anzahl Gesamtejakulat:	49,28 Mio
Spermiendichte:	15,4 Mio/ml

Referenzbereich Spermienanzahl (WHO 201
39 Mio (5% Perzentile / untere Referenzgrenze)
255 Mio (50% Perzentile / Median)

Motilität:

Progressive Motilität (PR / a+b):	35 %
Nicht progressive Motilität (c)	27 %
Immotil (d):	38 %

Referenzbereiche Motilität (WHO 2010)
32% (5% Perzentile / untere Referenzgrenze)
55% (50% Perzentile / Median)

Unter Aplikation von GM501 Air (mit Phenolred und Gentamycin, Fa. Gynemed)

PR nach 5 Stunden:	18 %
PR nach 24 Stunden:	0 %

Morphologie: bei ausgezählten Zellen

Normale Spermien:	03%
Kopfanomalien (inkl. Plasmaanhängsel):	18%
Akrosomendefekte:	39%
Schwanzanomalien:	40%

Referenzbereiche Normalformen (WHO 2010
4% (5% Perzentile / untere Referenzgrenze)
15% (50% Perzentile / Median)

Bemerkungen:

MAR-Test (IgG-Antikörper):	negativ (positiv bei mehr als 50% Adhäsion)
Eosintest:	50%
Peroxidase-Test:	0,5 Granulozyten
Chlamydientest:	negativ

Beim Golf sieht es schon etwas anders aus. Hier liegen die Daten bei der Spermienanzahl und der Motilität zwar noch oberhalb der 5%-Perzentile, aber die Werte liegen insgesamt deutlich unter denen vom Ferrari. Die Morphologie ist mit 3% sogar unter dem Referenzbereich. Das sieht man allerdings relativ häufig.

Mit der Spermienmorphologie ist es so eine Sache. Wenn nur 4% der Spermien unter dem Mikroskop »normal« aussehen (96% also nicht!), ist laut der WHO-Klassifikation trotzdem mit einer normalen Schwangerschaftsrate zu rechnen. Allein dies zeigt, dass die Morphologie keinen immens wichtigen Einfluss auf die Zeugungsfähigkeit zu haben scheint. Die Spermien fungieren ja grob gesagt auch »nur« als Vehikel, um die DNA des Mannes in die Eizelle der Partnerin zu transportieren. So können Sie auch in den Urlaub fahren, wenn Ihr Auto ein paar Beulen hat. Das Aussehen der Spermien oder in unserem Beispiel das des Autos, hat nicht unbedingt etwas mit der Qualität der DNA oder aber der Intelligenz der Insassen zu tun.

Des Weiteren ist die Beurteilung der Spermienmorphologie aber auch ein hartes Brot. Jeder kleine Knick im Spermienschwanz, jedes auch noch so winzige Plasmaanhängsel am Mittelteil und jedes auch nur um ein Grad abgewinkelte Spermienköpfchen verdammen ein Spermium zum hässlichen Entlein. Da ist es gar nicht so leicht, ein »normales Spermium« zu sein. Je besser die Labortechnikerinnen geschult sind, desto mehr morphologische Unregelmäßigkeiten fallen auf. Ein Spermiogramm mit 15% normal geformten Spermien habe ich aus meinem Labor beispielsweise seit Ewigkeiten schon nicht mehr in die Hände bekommen. Es kommt aber regelmäßig vor, dass ich Spermiogramme aus anderen Praxen erhalte, wo angeblich 50% normale Spermien gezählt wurden. Mit Verlaub, das ist unmöglich. Es zeugt von nicht oder schlecht ausgebildeten Laborkräften, die ohne Kenntnisse durch das Mikroskop schauen und schlichtweg keine Ahnung von der Materie haben.

Makroskopische Untersuchungsergebnisse

Ejakulat makroskopisch
Probengewinnung: 09:00h
Beginn Untersuchung: 09:45h
Letzter Samenerguß vor: 4 Tagen
Beschaffenheit: normal Volumen: 2,8 g

Abgabe in der Praxis: 09:30h
Verflüssigungszeit: 30 min
pH:

Farbe/Geruch: weißlich, kastanienblütenartig

Referenzbereiche Volumen (WHO 2010)
1,5ml (5% Perzentile / untere Referenzgrenze)
3,7ml (50% Perzentile / Median)

Mikroskopische Untersuchungsergebnisse

Nativpräparat: subjektiv gemessene Spermiendichte: niedrig
Sonstige auffällige Befunde im Nativpräparat:

Anzahl Gesamtejakulat:	4,2 Mio
Spermiendichte:	1,5 Mio/ml

Referenzbereich Spermienanzahl (WHO 201
39 Mio (5% Perzentile / untere Referenzgrenze)
255 Mio (50% Perzentile / Median)

Motilität:

Progressive Motilität (PR / a+b):	12 %
Nicht progressive Motilität (c)	26 %
Immotil (d):	62 %

Referenzbereiche Motilität (WHO 2010)
32% (5% Perzentile / untere Referenzgrenze)
55% (50% Perzentile / Median)

Unter Aplikation von GM501 Air (mit Phenoired und Gentamycin, Fa. Gynemed)

PR nach 5 Stunden:	5 %
PR nach 24 Stunden:	0 %

Morphologie: bei ausgezählten Zellen

Normale Spermien:	01%
Kopfanomalien (inkl. Plasmaanhängsel):	18%
Akrosomendefekte:	27%
Schwanzanomalien:	54%

Referenzbereiche Normalformen (WHO 201
4% (5% Perzentile / untere Referenzgrenze)
15% (50% Perzentile / Median)

Bemerkungen:

MAR-Test (IgG-Antikörper):	negativ (positiv bei mehr als 50% Adhäsion)
Eosintest:	80% positiv
Peroxidase-Test:	6%
Chlamydientest:	negativ

Düster wird es dann beim Smart. Alle Parameter liegen unterhalb der 5%-Perzentile. Auch hier sollte man zunächst darauf achten, dass die Daten insgesamt kongruent sind. Ich checke zum Beispiel immer als Erstes, ob die angegebenen Prozentzahlen auch 100 in der Summe ergeben. Manchmal bekomme ich Spermiogramme vorgelegt, wo in der Motilität Zahlen von 10, 30, 40 und 20% in den verschiedenen Gruppen angegeben werden. (Früher wurde die Motilität der Spermien in vier Kategorien a, b, c und d eingeteilt, wobei a und b verschiedene Geschwindigkeiten beschrieben. Da die Auswertung der Motilität schwierig genug ist und man in Studien erkannt hat, dass ein Zusammenführen der Gruppen a und b, also alle Spermien, die sich in eine Richtung bewegen, keine Unterschiede in den Schwangerschaftsergebnissen erbrachten, hat man a und b in der neuen WHO-Klassifikation in die Gruppe PM – progressive Motilität – zusammengefasst). Das ergibt zwar 100, kommt aber in der Natur sicherlich nicht vor. Das heißt, ein solches Spermiogramm ist nicht ausgezählt, sondern geschätzt. Und wie die Grande Dame der Deutschen Spermatologie einmal auf einem Workshop so schön sagte: »Geschätzte Spermiogramme sind falsche Spermiogramme.« Wenn Sie also ein DIN-A-4-Blatt mit auffällig geraden Zahlen in den Prozentangaben sehen, bleiben Sie kritisch!

Manchmal fällt auf, dass bei sehr hohen Spermienzahlen eine ziemlich lausige Beweglichkeit vorliegt. Es lohnt sich hierbei, zunächst einmal einen Blick auf die »Karenzzeit« zu werfen. Wenn der Spermienspender es vor der Abgabe seiner potenziellen Nachkommenschaft zu gut gemeint und, sagen wir mal, über drei Wochen bis zum Spermiogrammtermin sexuell ausgeharrt hat, kommen zwar viele Spermien zu Tage, allerdings auch viel Schrott. Die Spermien können bei einer solch langen »Parkdauer« im Nebenhoden schlichtweg kaputt gehen. So gibt es Paare, die einmal im Monat zum Eisprung Sex haben und der Mann auch sonst keine Ejakulationen in den Wochen drumherum erlebt. Das Ergebnis ist oft eine riesige Armee von schlappen Greisen, die kaum mehr vorwärtskommen.

Das Gegenteil ist allerdings auch nicht zielführend: Bei fünf Orgasmen pro Tag kommen die Hoden nicht mehr hinterher, und das Ejakulat besteht nur noch aus »heißer Luft«. Man kann mit zwei bis drei Ejakulationen einige Tage vor dem Eisprung die Spermienbildung aber durchaus ein wenig in Schwung bringen, sodass zum großen Tag alles seine Richtigkeit hat.

Verbesserungsmöglichkeiten des Spermiogramms

Was also tun, wenn das Spermiogramm nicht brilliert? Grundsätzlich sollten Sie sich natürlich erst einmal fragen, ob Ihre Lebensweise in groben Zügen dem eines werdenden Vaters gleichen könnte. Insofern besteht eine gute Möglichkeit, etwas für die Spermienbildung zu tun, ohne irgendwelche Risiken einzugehen, natürlich darin, schädigende Einflüsse auf die Spermienbildung zu vermeiden.

Das könnten Sie auch damit unterstützen, indem Sie sogenannte Antioxidantien zu sich nehmen. Antioxidantien schützen die Spermienzellen vor den schädigenden freien Radikalen, die durch Stress, Rauchen und ungesunde Lebensführung in unserem Körper mehr oder weniger Unheil anrichten.

Für die Spermienbildung gibt es eine Menge Präparate auf dem Markt, die ohne Rezept frei verkäuflich sind und bei einer Internetsuche schnell gefunden werden können. Die Inhaltsstoffe sind mehr oder weniger bei den verschiedenen Anbietern gleich. Zink, Selen, verschiedene Vitamine und Aminosäure werden da in einem bunten Mix zusammengerührt. Grundsätzlich sind die Präparate nicht schädlich. Auch ist für die einzelnen Inhaltsstoffe in wissenschaftlichen Untersuchungen eine wichtige Rolle in der Spermienbildung beschrieben. Nur konnte nicht wirklich nachgewiesen werden, dass bei allen Nutzern die Kombinationspräparate nun wirklich auch die Ejakulatparameter verbessern.

Testosteron als Monstertruck unter den männlichen Hormonen ist für die Spermienbildung natürlich eminent wichtig. Sollten Sie als potenzieller Schwarzeneggernachfolger Testosteron allerdings als Medikament zuführen, kann sich die Erfüllung Ihres Kinderwunsches ein wenig nach hinten verschieben. Testosteron als Medikament stört nämlich die Spermienbildung massiv, sodass ich bei den muskelbepackten Männern, die sich bei mir zum Spermiogramm vorstellen, regelmäßig eine Nullnummer nach erfolgter Diagnostik mitteilen muss.

Andererseits kann mit bestimmten Medikamenten die Produktion des körpereigenen Testosterons gesteigert werden, was dann wiederum die Spermienbildung unterstützen kann. Diese Therapie läuft »off-label«, die Medikation wurde also für diesen Zweck beim Mann nicht in wissenschaftlichen Studien geprüft. Eigentlich werden diese Medikamente bei Frauen eingesetzt, bei denen eine Endometriose als Diagnose festgestellt wurde. Trotzdem kann diese Therapie eingesetzt werden, um bei reduzierten Testosteronwerten eine normale Spermienbildung zu ermöglichen.

Das Schilddrüsensystem hat beim Mann wahrscheinlich eher nur entfernt mit der Spermienproduktion zu tun, zumindest gibt es aktuell nur wenig wissenschaftliche Daten dazu. Sollte aber eine massive Schilddrüsenüber- oder -unterfunktion bestehen, kann trotz normaler Spermiendaten die Fruchtbarkeit eingeschränkt sein. Neuere diagnostische Tests erlauben auch eine Analyse der DNA-Fragmentation im Spermium. Damit wird die genetische Qualität der DNA in den Chromosomen im Spermienkopf begutachtet. Bei komplett derangierten Schilddrüsenparametern ist eine erhöhte DNA-Fragmentation zu erwarten, sodass auch aus dem Grund eine Therapie der Schilddrüsenerkrankung erfolgen sollte.

Es gibt noch weitere Präparate, die man im Off-Label-Use einsetzen kann. Wie gesagt, sie sind nicht in Studien geprüft und eher als Therapieversuch zu verstehen. Allerdings sieht man immer wieder Fälle, in denen sich nach einer solchen Therapie die Spermiogrammdaten verbessern oder sich gar nach vorher vergeblicher Liebesmüh eine spontane Schwangerschaft einstellt.

So wird beispielsweise in einer wissenschaftlichen Untersuchung beschrieben, dass eine minimale Menge eines bestimmten Blutdruckmittels die Spermiendichte deutlich verbessern kann. Eine andere Publikation beschreibt beeindruckende Verbesserungen der Spermiogrammparameter unter der Kombination des Hustenlösers Acetylcystein mit dem Spurenelement Selen. Wieder andere schwören bei einer immunologischen Infertilität durch Spermienautoantikörper auf eine Niedrigdosis-Therapie eines Opioidrezeptor-Antagonisten. Auch Langzeittherapien mit dem Schmerzmittel Diclophenac sollen laut wissenschaftlicher Publikationen in bestimmten Fällen die Zeugungsfähigkeit verbessern.

Ich setze alle diese Therapien in bestimmten Situationen ein, allerdings nicht ohne vorher eine ausführliche Diagnostik durchgeführt und die möglichen Nebenwirkungen mit dem Patienten besprochen zu haben. Die Erfolge sind sicherlich als mäßig zu betrachten. Aber wenn auch nur in Einzelfällen eine spontane Schwangerschaft gelingt oder zumindest die Grundlage dafür geschaffen werden kann, dass der Kinderwunsch durch eine künstliche Befruchtung vielleicht doch noch erfüllt werden kann, ist eine Menge getan.

Es kommt gar nicht so selten vor, dass ich im Spermiogramm keine oder nur sehr vereinzelte kaputte Spermien finden kann. Liegt hier eine angeborene Spermienbildungsstörung vor, kann auch hormonell oder mit Off-Label-Medikationen häufig keine Verbesserung erzielt werden. Um dennoch an Spermien zu gelangen, mit denen eine künstliche Befruchtung (ICSI) durchgeführt werden kann, gibt es zum Glück noch operative Methoden.

Bei der TESE (testikuläre Spermienextraktion) werden aus dem Hoden verschiedene Proben entnommen, in denen eine Restspermienbildung vermutet wird. Die Spermien können im Labor aufgearbeitet und für eine künstliche Befruchtung weiterverwendet werden. Wenn das Spermiogramm allerdings von vornherein in einem desaströsen Zustand ist, werden in den »blind« gewählten Probebiopsien häufig keine Spermien gefunden. Es gibt bei den angeborenen Spermatogenesestörungen oft nur noch wenige und dazu winzige Inseln im Hoden, wo die Spermatogenese noch auf Sparflamme läuft. Um diese Inseln zu finden, kann man das Gewebe des Hodens intraoperativ mit einem Operationsmikroskop scannen. Hierdurch lassen sich nicht die Spermien selbst betrachten, aber das Hodengewebe, wo noch Spermien gebildet werden, stellt es sich unter dem Mikroskop qualitätiv ganz anders dar. Auf diese Weise lässt sich relativ gut abschätzen, wo man auf Spermien trifft. Die entsprechenden Areale werden dann gezielt biopsiert und die Spermien für die weitere künstliche Befruchtung aufbereitet. Wir führen diese Technik bei uns in der Praxis mit hervorragenden Erfolgen durch. Die Auffindungsrate von Spermien liegt aktuell bei 50 Prozent.

Häufig kommen die Patienten mit ihren Partnerinnen zu mir in die Praxis, um über ihren unerfüllten Kinderwunsch zu sprechen. Ich bin sicherlich kein Gynäkologe, und das weibliche Hormonsystem ist, obwohl bei Männern und Frauen die gleichen Hormone vorkommen, deutlich komplizierter. Dennoch erlaube ich mir gerne einige Fragen an die Partnerin zu stellen, um die Situation des Paares, soweit es geht, im Ganzen erfassen zu können. Meist höre ich von den Damen: »Alles okay, hat mein Gynäkologe gesagt …« Bei genauerem Nachfragen stellt sich oft heraus, dass der Gynäkologe aber noch keine wirkliche Diagnostik bezüglich einer ausbleibenden Schwangerschaft gemacht hat und dass »alles okay« sich auf den gynäkologischen Gesundheitsstatus aus den letzten Besuchen erklärt, als sich die Partnerin meines Patienten noch die Pille von ihrem Frauenarzt hat verschreiben lassen.

Grundsätzlich gehört zu einer Zeugungsfähigkeit aus Sicht der Frau natürlich eine Ultraschalluntersuchung dazu. Darüber hinaus kann es wichtig sein, den Zyklus und damit die fruchtbare Zeit einmal genau zu beobachten. Eine Frau ist keine hormonelle Atomuhr, die stets und ständig gleich tickt. Zyklusunterschiede von ein bis zwei Wochen sind keine Seltenheit. Damit verschiebt sich auch die fruchtbare Zeit, die nicht vom Anfang des Zyklus, sondern vom Ende aus berechnet werden sollte. Häufig präsentieren die Partnerinnen, die ihre Männer in meine Sprechstunde begleiten, Handy-Apps für die Berechnung der fruchtbaren Tage. Nun lassen sich aber leider nicht die hormonellen Zyklen aller Frauen mit Kinderwunsch und Mobiltelefon in eine einzige mathematische Gleichung packen. Somit sind die Ergebnisse dieser kleinen mathematischen Helferlein etwa so exakt wie die Aussage »Im Meer leben Fische«, wenn man über die Vielfalt des Artenreichtums im Ozean nachdenkt.

Eine genauere Methode, um die fruchtbaren Tage herauszufinden (der Stichtag mit der höchsten Wahrscheinlichkeit für eine Schwangerschaft ist ein Tag vor dem Eisprung), ist die regelmäßige Temperaturmessung. Am Tag des Eisprungs geht die morgendlich gemessene Temperatur um 0,3 bis 0,6 Grad Celsius nach oben. Lange sollten Sie sich dann allerdings nicht mehr

Zeit lassen, da ein Tag nach dem Eisprung die fruchtbare Zeit bei der Frau schon wieder vorbei ist. Die Eizelle überlebt nur zirka vierundzwanzig Stunden nach dem Eisprung, die Spermien können über fünf Tage durch den Uterus und den Eileiter zum gehüpften Ei robben.

Es gibt noch eine andere Methode, um die fruchtbaren Tage bei der Frau zu ermitteln. Während des gesamten Zyklusverlaufes bildet der Eingang zur Gebärmutter (die Zervix oder der Gebärmutterhals) einen zähen Schleim, der ein Eindringen von Spermien durch die Konsistenz und die chemische Zusammensetzung verhindert. Zum Eisprung bereitet sich der Organismus der Frau auf eine mögliche Schwangerschaft vor. Dazu verändert sich der Zervixschleim und bekommt eine klare und dünnflüssige Konsistenz, der zwischen den Fingern kleine Fäden zieht. Je näher der Eisprung rückt, desto besser lassen sich die Fäden »spinnen«. Die chemische Zusammensetzung des Schleims verändert sich in der fruchtbaren Phase durch die freigesetzten Östrogene, sodass mehr Mineralien, mehr Glukose und weniger Säure im Schleim enthalten ist. Die Östrogene der Frau sorgen in der fruchtbaren Zeit dafür, dass sich die Spermien in dieser Umgebung wohlfühlen, genügend Energie bekommen und den Weg zur Eizelle überhaupt passieren können.

Wer mit der Temperaturmethode oder der Beurteilung des Zervixschleims nicht zurechtkommt oder bei wem sich keine einheitlichen Ergebnisse messen lassen, kann auf eine etwas teurere, dafür auch genauere Methode zurückgreifen. In der Apotheke sind Messstäbchen zu erhalten, die den Gehalt an spezifischen Hormonen im Morgenurin ermitteln. Je nach Bedarf – Schwangerschaftsverhütung oder Kinderwunsch – gibt es verschiedene Anbieter, die verschiedene Hormone messen, um eine entsprechende Aussage zu tätigen. Auch diese Ergebnisse sind wie immer nicht in Beton gegossen, aber dennoch ergibt sich eine gewisse Sicherheit für die Bestimmung der fruchtbaren Tage.

Am genauesten kann der Zeitpunkt des Eisprungs mit einer Ultraschalluntersuchung der Eierstöcke um den erwarteten Termin herum bestimmt werden. Bei der Entwicklung der Eizelle lässt sich das Wachstum des Eibläschens (Follikel) gut im Ultraschall darstellen. Springt das Ei, zerplatzt der Follikel, was man ebenfalls gut im Ultraschall sehen kann.

Ist der Termin des Eisprungs geklärt und der Zyklus regelmäßig, kann mit einer gewissen Sicherheit das Datum des Eisprungs in den weiteren Monaten berechnet werden, sodass man sich bei der Erfüllung des Kinderwunsches auf die fruchtbare Zeit konzentrieren kann. Allerdings kann es aufgrund verschiedener Einflüsse – Stress, Krankheiten, Partys, Alkohol, Jetlag oder Schlafmangel, um nur einige zu nennen – zu Schwankungen der hormonellen Abläufe und damit zu Unregelmäßigkeiten kommen, sodass der Eisprung eben nicht so pünktlich abläuft wie errechnet oder gehofft.

Neben den typischen Schwangerschaftshormonen sollte beim Ausbleiben einer Schwangerschaft auch ein Auge auf die Hormone der Schilddrüse geworfen werden. Die Schilddrüse hat als übergeordnetes hormonproduzierendes Organ quasi die Aufpasserfunktion, dass alle anderen hormonellen Abläufe im Körper so sind, wie sie sein sollen. Und da eine Schwangerschaft im Körper einer Frau hormoneller Karneval bedeutet, sollte die Schilddrüse auch wirklich gut funktionieren.

Die allgemeine Schilddrüsenfunktion kann über das Hormon TSH (Thyreoidea-stimulierendes Hormon), ein Steuerhormon aus dem Hirn, abgeschätzt werden. Solange es »nur« um die Schilddrüse an sich geht, sind Werte unterhalb von 3,5 Nanogramm pro Milliliter ausreichend (je nach Messmethode liegt der obere Grenzwert manchmal bei 5,5 Nanogramm pro Milliliter). Liegt ein Kinderwunsch vor, haben verschiedene wissenschaftliche Untersuchungen gezeigt, dass TSH-Werte von 1 Nanogramm pro Milliliter und kleiner eine deutlich höhere Wahrscheinlichkeit von Schwangerschaften erwarten lassen. Je niedriger das TSH, desto aktiver ist die Schilddrüsenfunktion, also umso höher ist die Menge von aktiven Schilddrüsenhormonen im Blut. Daher kann es auch bei normalen TSH-Werten, zum Beispiel bei 2,7 Nanogramm pro Milliliter, manchmal nützlich sein, Schilddrüsenhormone in Form von Tabletten einzunehmen.

4.2 So klappt's mit dem Nachwuchs

Wenn nun der Zyklus wie eine Rolex läuft, das Ei wie einst Carlo Tränhardt springt, die Spermien wie eine Armee von kleinen Usain Bolts flitzen und es doch nicht zu einer Schwangerschaft kommt, dann sollte man gegebenenfalls prüfen lassen, ob Ei und Spermium auch zusammenfinden können. Wenn Sie ein Rendezvous auf der anderen Rheinseite haben und die Zoo-Brücke gesperrt ist, wird es nichts mit dem Treffen. Ist der Eileiter, also die Verbindung vom Eierstock zur Gebärmutter undurchlässig, klappt es auch nicht mit der Schwangerschaft. Egal, wie gut Eizelle und Spermium funktionieren.

Häufige Ursachen für verklebte Eileiter sind frühere Infektionen mit Chlamydien oder die Endometriose, wobei einzelne versprengte Inseln von Gebärmutterschleimhaut die Eileiter verstopfen können. Auch zuvor abgelaufene gynäkologische Operationen oder Verwachsungen im Bauchraum können die Eileiterdurchgängigkeit verhindern.

Die Durchgängigkeit der Eileiter kann mit zwei verschiedenen Methoden überprüft werden. Bei der einen liegt die Frau in Narkose und es wird während eines Ultraschalls der Gebärmutter ein blauer Farbstoff in beide Eileiter gespritzt. Bei einer gleichzeitig durchgeführten Bauchspiegelung, bei der unter Vollnarkose eine Kamera durch den Bauchnabel in den Bauchraum eingeführt wird, wird das Austreten des Farbstoffs am Eierstock, also am anderen Ende des Eileiters beobachtet. Damit ist eine Durchgängigkeit des Eileiters bewiesen. Bei dieser Untersuchung braucht die Patientin unbedingt eine Vollnarkose, auch kann es in sehr seltenen Fällen durch das Einführen der Kamera zu Verletzungen kommen. Der Vorteil liegt ganz klar darin, dass eine sehr genaue Beurteilung der Situation im Bauchraum erfolgen kann. Des Weiteren können im Rahmen der Untersuchung manchmal Verklebungen oder Verwachsungen gelöst werden, sodass die Eileiter direkt wieder durchgängig gemacht werden können. Manchmal werden bei der Bauchspiegelung auch andere Diagnosen entdeckt, die vorher nicht in Betracht gezogen werden konnten.

Eine andere Möglichkeit zur Darstellung der Eileiterdurchgängigkeit, die ohne Vollnarkose und ohne Bauchspiegelung auskommt, ist schon länger bekannt, wird aber leider nicht überall angeboten: Man kann die Eileiter auch überprüfen, indem mit einer Spritze und einem Schlauch über die Gebärmutter ein wenig Luft durch die Eileiter gepustet wird. Normalerweise ist keine Luft im Bauch und um die Eierstöcke herum. Luft stört grundsätzlich die Durchführung von Ultraschalluntersuchungen. Wird Luft von der Gebärmutter in den Eileiter gepustet und das Ultraschallbild am Eierstock zeigt die typischen Störungen, dann ist der Eileiter durchgängig.

Kommt es weiterhin nicht zur normalen Schwangerschaft, können letztlich drei verschiedene Methoden gewählt werden, um eine Schwangerschaft zu unterstützen: Bei der IUI (Intrauteralen Insemination) wird zum berechneten Zeitpunkt, meist ein Tag vor dem Eisprung, Sperma über einen kleinen Katheter in den Uterus direkt vor die Eileitermündung gespritzt. Somit ist der Zeitpunkt optimal gewählt und den Spermien bleibt der Weg vom Muttermund der Gebärmutter bis irgendwo hoch in den Eileiter, wo das Spermium sonst auf das aus dem Eierstock gesprungene Ei trifft, erspart. Es ist ein bisschen so, wie den Dackel zur Jagd zu tragen, aber es hilft manchmal.

Damit diese einfache Methode funktioniert, sind einige

Voraussetzungen zu beachten. Man braucht zwar kein Ferrari-Spermiogramm, damit eine Insemination funktioniert, aber eine gewisse Spermienanzahl. Außerdem muss die Beweglichkeit der Spermien gegeben sein. Zwar ist der lange Weg bis zu Eizelle künstlich verkürzt, dennoch ist das Eindringen der Spermien in die Eizelle nur möglich, wenn sich die Spermien aktiv bewegen. Die notwendigen Referenzwerte der einzelnen Parameter zur Durchführung einer Insemination variieren von Klinik zu Klinik und sind nicht festgelegt.

Ein Vorteil dieser Methode ist, dass sie mehrfach ohne hohe Kosten durchgeführt werden kann. Auch muss die Partnerin nicht mit Hormonen so massiv vorbehandelt werden, wie es in den nachfolgend beschriebenen Methoden notwendig ist. Der Nachteil ist, dass die Erfolgschancen nicht wirklich hoch sind und eine bestimmte Spermienqualität vorhanden sein muss, um überhaupt diese Methode in Erwägung ziehen zu können.

Die zwei nachfolgenden Methoden einer künstlichen Befruchtung sind deutlich aufwendiger, gerade für die Partnerin. Bei der IVF (In-Vitro-Fertilisation) und der ICSI (Intracytoplasmatische Spermieninjektion) muss zunächst eine hormonelle Stimulation bei der Frau durchgeführt werden, um genügend Eizellen »ernten« zu können. Das hört sich genauso romantisch an, wie es ist. Durch die hohen Hormongaben drehen die Eierstöcke funktionell im roten Bereich und produzieren mehrere Eier gleichzeitig. Die Eizellen werden dann durch Nadelpunktion abgesaugt und zur weiteren Therapie vorbereitet. Bei der IVF wird Sperma des Mannes mit einer Eizelle in ein Reagenzglas gebracht – Ziel hierbei ist eine natürliche Befruchtung außerhalb des Körpers. Wenn eine Zellteilung eintritt, wird die Eizelle einige Tage später der Frau in die Gebärmutter eingepflanzt. Bei der ICSI wird ein einzelnes Spermium unter dem Mikroskop ausgesucht und mit einer Spritze in die Eizelle der Frau eingespritzt. Hier kommt es also zu einer künstlichen Befruchtung außerhalb des Körpers. Auch hier wird die Eizelle der Frau nach einigen Tagen wieder eingepflanzt, wenn es zu einer Zellteilung im Brutschrank gekommen ist.

Für die IVF sollte eine gewisse Spermienmenge und eine gute Motilität vorhanden sein. Sonst würde es nicht zu der Befruchtung kommen. Die Kinderwunschzentren führen gerne die ICSI durch, auch wenn die Spermienparameter eigentlich ausreichend für eine IVF sein sollten. Meine persönliche Meinung ist, dass sich bei der IVF trotz aller unterstützender Maßnahmen das Leben doch irgendwie selber seinen Weg sucht. Bei der ICSI sucht letztlich der Biologe vor dem Mikroskop das Spermium für die Befruchtung aus. Hoffentlich hat er keinen schlechten Tag …

All diese Untersuchungen und Therapien werden in hochspezialisierten Kinderwunschzentren durchgeführt. Wenn es durch eine künstliche Befruchtung zur Schwangerschaft und zu einer Geburt kommt, ist das wundervoll. Allerdings steht auf der anderen Seite der Medaille, dass die Therapie sehr teuer ist, von den Patienten häufig zumindest in Teilen selbst bezahlt werden muss und der Erfolg – also die Geburt eines Kindes – in deutlich weniger als der Hälfte der Fälle zu erwarten ist. Dies gilt auch für Paare, bei denen sonst alles in Ordnung zu sein scheint.

Da eine normale Schwangerschaft auch noch nach einigen Jahren auftreten kann, sehe ich das »Engagement« der Kinderwunschkliniken gerade bei jungen Paaren manchmal etwas kritisch. Hin und wieder hat man den Eindruck, dass der Mann im Kinderwunschzentrum nur als »Spermienlieferant« dient. Wie gut oder schlecht die Spermienqualität ist, ist letztlich nicht wirklich wichtig, da auch bei extrem schlechten Spermiogrammen eine ICSI durchgeführt werden kann. Eine eingehende Untersuchung beim Andrologen mit einer gezielten Therapie zur Verbesserung der Spermienqualität wird meines Erachtens nach nicht immer angeboten.

Nicht selten stellen sich Patienten mit schlechten Spermiogrammen nach einigen erfolglosen ICSIs bei mir vor, um eine zweite Meinung zu hören. Im Gespräch fällt dann regelmäßig auf, dass nicht mal ein Ultraschall durchgeführt wurde, von speziellen Laboruntersuchungen ganz zu schweigen. Sicherlich machen die Kinderwunschzentren einen großartigen Job, und natürlich müssen sich diese hochspezialisierten Kliniken auch finanzieren. Dennoch wünsche ich mir bei manchen Paaren, dass dem Mann und seiner Situation ein wenig mehr Beachtung und dem Paar insgesamt ein wenig mehr Zeit für einen natürlichen Schwangerschaftseintritt geschenkt wird.

Wenn all dies nur Luxussorgen sind und Sie sich nach dem dritten Sohn vielleicht doch noch eine Tochter wünschen, folgen hier einige – nicht wirklich wissenschaftlich belegte – Tipps: Heiße Bäder, abgebundene Hoden und Rechts- beziehungsweise Linksseitenlage beim Geschlechtsverkehr haben laut Geschichtsbüchern offenbar nicht zu den gewünschten Geschlechtern in der Nachkommenschaft geführt. Ein Junge entsteht, wenn die Geschlechtschromosomen XY zusammenkommen, bei XX kann sich auf ein Mädchen gefreut werden. Die Eizelle der Mutter enthält immer ein X-Chromosom, im Spermium des Vaters können X- und Y-Chromosomen vorkommen. Letztlich bestimmt also der Mann (respektive sein Spermium), ob es Martina oder Martin wird. Seitdem dies bekannt ist, wird versucht, das Geschlecht zu beeinflussen.

Socken, Pfeffer auf der Fensterbank und Schnäpse vor dem Geschlechtsverkehr haben keinen eindeutigen Einfluss. Durch Forschung an Spermien soll herausgefunden worden sein, dass Spermien mit X-Chromosom langsamer in ihrer Beweglichkeit sind, dafür aber länger durchhalten. Spermien mit Y-Chromosom sollen dafür schneller, aber kurzlebiger sein. Wenn der Eisprung wie ein Schweizer Uhrwerk läuft, kann dieser Zusammenhang gegebenenfalls für die Planung des Geschlechts herangezogen werden. Kommt es kurz vor dem Eisprung zum Geschlechtsverkehr, erreichen die schnellen, »männlichen« X-Spermien zügiger die Eizelle und ein Junge wird gezeugt. Kommt es schon drei bis vier Tage vor dem Eisprung zum Geschlechtsverkehr, sind die vorzeitig müden »männlichen« X-Spermien aus dem Rennen, und es entsteht ein Mädchen. 1991 gab es eine wissenschaftliche Analyse in einem US-amerikanischen Fachjournal von sechs Paarbeobachtungen zu diesem Thema, und die Ergebnisse sollen nach dieser Methode zumindest »statistisch signifikant« gewesen sein. Auch aus dem Hause Gralla lässt sich diesbezüglich eine positive Nachricht vermelden: Nachdem ich einer von drei Brüdern bin, hat meine Mutter nach oben genanntem Verfahren meine Schwester Carolin auf die Welt gebracht.

Zum Schluss ein Beispiel aus meiner Praxis, wie Kinderwunschtherapie beim Andrologen verlaufen kann. Ein Patient stellt sich mit einem seit mehreren Jahren ausgeprägten Kinderwunsch bei mir vor. Dies war nicht irgendein Patient, sondern netterweise einer meiner ältesten und bis heute besten Freunde. Nachdem wir gemeinsam die Schulbank gedrückt, Mathestunden geschwänzt und in den Urlaub gefahren sind, war es schon eine sehr spezielle Situation, ihn vor mir in der Sprechstunde sitzen zu sehen. Vor allem, weil der Befund – spermatologisch betrachtet – ein Desaster war.

Was folgte, war damals ein Husarenstück auf der gesamten Klaviatur andrologischer Therapie: Bei verschiedenen nachgewiesenen Infektionen wurden die entsprechende Antibiotikatherapie eingeleitet und regelmäßig mikrobiologisch kontrolliert. Aufgrund einer hormonellen Unregelmäßigkeit wurde eine antiöstrogene Therapie eingeleitet, um den Testosteronhaushalt und die Hodenfunktion zu stabilisieren. Wegen verschiedener Anzeichen von oxidativem Stress wurde eine hochdosierte orthomolekulare Therapie mit verschiedenen Antioxidantien begonnen, die zudem spezifisch auf die deutlich eingeschränkte Beweglichkeit der Spermien abzielte. Außerdem konnte im Power-Doppler-Ultraschall eine beidseitige Varikozele diagnostiziert werden, die laparoskopisch operiert wurde. Zudem haben wir in einigen Terminen eine etwas andere Gangart bezüglich des generellen Gesundheitsstatus besprochen.

Die Verbesserungen im Spermiogramm stellten sich langsam ein, aber stetig. Nach zwei Jahren waren die Spermiogrammdaten zu unserer vollen Zufriedenheit im Normbereich. Aber wie sage ich immer: »Sie wollen ja kein schönes Spermiogramm, sondern ein Kind auf dem Schoß.« Der erste Sohn kam ein Jahr später durch eine ICSI zur Welt. Was dann folgte, hat mich über alle Maßen gefreut. Mein Freund, seine Frau und der Sohn sind in der Elternzeit mit dem Wohnmobil quer durch Australien getourt. »Jeden Tag Grillen, ein bis zwei Bier und die wundervollen Sonnenuntergänge genießen«, war das Geheimrezept. Der zweite Sohn, der wohl nahe Melbourne gezeugt wurde, ist jetzt sieben Jahre alt.

5. Männliche Verhütung – Emanzipation 2.0

Verhütung ist – je nach privater Situation – durchaus vernünftig, nicht nur, wenn man bereits eine Horde windelvernichtender Schreihälse aus dem Gröbsten herausgeführt hat und sich nun wieder dem erholsamen Nachtschlaf widmen möchte. Daher gibt es auch eine Menge Verhütungsmethoden, die mehr oder weniger Sicherheit gewährleisten, das Haus nicht um weitere Kinderzimmer erweitern zu müssen.

Einige dieser Methoden basieren aber auf der Grundlage, dass die Frau mehr oder weniger ihre Gesundheit aufs Spiel setzt oder zumindest ihre Lebensqualität negativ beeinflusst wird. Die »Pille«, so gut sie auch wirkt und so sehr sie die Selbstbestimmung der Frau verändert hat, bringt trotzdem zahlreiche potenzielle Nebenwirkungen mit sich. Und hier geht es nicht nur um ein bisschen Wassereinlagerungen, die die Lieblingsbluse, für den Partner unsichtbar, ein wenig enger um die Taille werden lässt. Es geht – wenn zum Glück auch nur selten – um pathologische Veränderungen im Herz-Kreislauf-System bis hin zum Herzinfarkt oder Schlaganfall.

Es bestehen aber auch Möglichkeiten, dass der Mann die Verhütungsfrage in die Hand nimmt. Die bekannteste Art sind wohl die putzigen Überzieher, ein von Dr. Condom eingeführtes Verfahren, bei dem man getrocknete Hammeldärme über sein Heiligstes stülpte. Bereits Casanova bediente sich dieser nicht gerade veganen Verhütungsmethode, um der damals gefürchteten Syphilis zu entkommen. Nachdem Charles Goodyear – ja, der mit den Reifen – das Vulkanisierungsverfahren entdeckt und in den 1870ern das erste Kautschukkondom auf den Markt brachte, war es um die müffelnden Hammeldärme verständlicherweise schnell ruhig geworden. Julius Fromm wiederum hat Anfang des 20. Jahrhunderts das erste Latexkondom hergestellt, welches dann auch weniger einem Fahrradschlauch glich und somit dem Spaß bei der ganzen Sache weiter zuträglich war. In den kommenden Jahrzehnten waren die Ideen der Hersteller nur von deren eigener Fantasielosigkeit begrenzt – und so gibt es Kondome in Geschmacksrichtungen, die einem Obststandbetreiber auf dem Viktualienmarkt Grübelfalten auf die Stirn zeichnen, die die Bürde der vorzeitigen Ejakulation von einem nehmen und die sogar die Härte der Erektion verbessern sollen.

Vorsicht nur bei der gleichzeitigen Verwendung von Backfett der Marke Crisco als Gleitmittel: Die Herren der amerikanischen Schwulenszene der 1970er Jahre bedienten sich gerne dieses preiswert erhältlichen und geruchsneutralen Vaselinesurrogats, nicht ahnend, dass fetthaltige Gleitmittel Latex angreifen und leicht zum Reißen führen, sodass den Herren der Schöpfung bei Ausübung ihrer mitunter sportlichen Praktiken dabei gerne die Lümmeltüte platzte und ihnen um die roten Ohren flog.

Ein etwas drastischeres Verfahren zur Vermeidung ungewollter Nachkommenschaft haben ein paar Jahrhunderte früher die Römer angewendet. Sie ließen die »family jewels« einige Minuten in heißem Wasser baumeln und schon war das Thema »Kevin oder Jaqueline« für ein paar Monate vom Tisch. Während die Hammeldärme sich über den Weg von Kautschuk zu Latex einen festen Platz in den Portemonnaies und Nachttischschubladen kopulationsbereiter Mitmenschen erkämpfen konnten, fristet die Fraktion der »Befürworter gekochter Eier zur Selbstbestimmung in der Familienplanung« ein leidliches Schattendasein im World Wide Web und meiner Praxis. In fünfzehn Jahren hat sich gerade mal einer dieser unerschrockenen »Gonadenköche«

in mein Sprechzimmer verirrt, fragte aber dann mit ernsthafter Miene, ob es nun wirklich 45 Minuten bei 50 Grad sein müssten oder ob auch 60 Min bei 45 Grad ausreichen würden, um das Geld für die Windeln sparen zu können.

Ich erklärte ihm etwas verwirrt, aber freundlich, dass ich weder eine Ausbildung als Koch noch als Pâtissier vorzuweisen hätte und zur Auswahl einer geeigneten Garmethode selbst immer noch einen Blick ins Kochbuch werfen müsse. Ansonsten könne er auch einfach die Hoden auf die häufig in Beckenhöhe befindliche Arbeitsplatte der heimischen Küche legen und ein paar Mal kräftig mit einem Schnitzelklopfer oder einem dicken Kochbuch behände draufschlagen. Das ginge schneller, würde aber den gleichen Effekt erzielen. Statt Kochbuch könne gegebenenfalls auch eine Bibel Verwendung finden, vielleicht gäbe es dann sogar ein Placet vom Vatikan.

Wenn er aber eine sichere, beinahe schmerzlose und auch rückführbare Methode sucht, um sein Erbe zu retten und nicht in selbstdemütigender Haltung sein behaartes Scrotum in Erwartung höllischer Schmerzen über einem dampfenden Kessel zu schwenken – es gäbe da ja noch die Vasektomie.

Die Vasektomie ist ein operatives Verfahren beim Mann, bei dem das *Vas deferens*, also der Samenleiter, auf beiden Seiten gekappt und so der Weg der Spermien vom Hoden in die freie Welt, respektive in den Uterus der Partnerin, versperrt wird. Wie ich im Beratungsgespräch immer sage: »Alles – andere – bleibt – gleich!« Das gilt für die Erektionsfähigkeit, für die Libido, also die Lust auf Sex, für den Hormonhaushalt, die Ejakulation und die Qualität des Orgasmus. Die Erektion ist, wie oben beschrieben, abhängig von vielen Dingen, letztlich vom Einströmen des Blutes in die Schwellkörper. Die Spermien haben damit allerdings nichts, aber auch gar nichts zu tun. Die Hoden bilden zwar das Testosteron, was mitunter für die Libido entscheidend ist, und ohne Libido häufig auch keine Erektion. Aber: Das Testosteron geht über das Blutgefäßsystem in den Körper, wohingegen die Spermien den Hoden über den Samenleiter verlassen. Nach der OP können sie das dann nicht mehr, was aber trotzdem nicht zu Veränderungen der Erektionsfähigkeit führt.

Auch werde ich immer wieder mal schräg von unten und ungläubig angeschaut, wenn ich im Beratungsgespräch erkläre, dass sich auch die Ejakulation nicht merklich verändert. Ein Großteil des Ejakulatvolumens kommt aus der Prostata und den Samenblasen und enthält Unmengen an Spermienfutter, damit die kleinen Racker auf dem Weg zur verpartnerten Eizelle nicht schlappmachen. Diese etwa 90 Prozent an Ejakulatvolumen bleiben nach der OP erhalten und schießen bei der Ejakulation je nach Beckenbodentrainingszustand mit einer Geschwindigkeit von durchschnittlich 45 Kilometern pro Stunde bis zu sechs Meter weit. Weltrekord! Dadurch bleibt auch der Orgasmus, was er ist, ein neuronales Feuerwerk im Becken und im Oberstübchen, nicht zuletzt dadurch hervorgerufen, dass die Lustschwuppse bei der Ejakulation mit ordentlich Power durch die Harnröhre schießt und somit eine sexuelle Druckwelle über das mit massig Nervenzellen ausgestattete Organ schwappt und dadurch einmal kräftig durchmassiert.

Die großen Vorteile der Vasektomie liegen auf der Hand: Die OP – zehn Minuten in Lokalnarkose, bei uns hören wir immer Musik und quatschen nett mit dem Patienten – ist damit die sicherste Verhütungsmethode, die es gibt. Gemessen wird die Sicherheit am »Pearl-Index«. Dieser beschreibt die Anzahl von Schwangerschaften trotz einer durchgeführten Verhütungsmethode. Bei der Vasektomie liegt der Index bei 0,1, bei der Pille bei bis zu 1 und beim Kondom zwischen 2 und 20. Das oben erwähnte Omeletteverfahren unserer Hodenköche ist nicht aufgeführt, der Index dürfte aber deutlich über der Körpertemperatur liegen.

Auch nicht unwichtig: Die Vasektomie kann rückgängig gemacht werden. Die entsprechende Operation ist weitaus komplizierter und aufwendiger, aber in den Händen eines geübten Chirurgen liegt die Erfolgsrate bei weit über 90 Prozent. Ich habe die OP früher auch durchgeführt. Das ist schon spannend: Stellen Sie sich vor, Sie sägen ein Streichholz – so dick ist ungefähr der Samenleiter – fein säuberlich durch. An den Schnittkanten stechen Sie mit einer Nadel jeweils ein feines Loch ins Holz. Diese beiden Löcher stellen den Gang im Inneren des Samenleiters dar und die dürfen Sie in der OP dann mit Nadel und Faden zusammennähen und verbinden. Für ein Gelingen der OP sollten Sie am Abend vorher die Menge an Alkohol und am Morgen die Anzahl an Tassen Kaffee, die Sie sich gönnen, kritisch überdenken.

In Deutschland unterziehen sich zurzeit etwa 55.000 Männer pro Jahr einer Vasektomie, die Tendenz ist deutlich steigend. Je nach klinischer Studie lassen etwa drei bis sechs Prozent die Vasektomie durch eine Wiederherstellung-OP/Refertilisierung/Vasovasostomie wieder rückgängig machen. Die Gründe sind verschieden. Meist hat man sich von seiner früheren Partnerin getrennt und in der neuen Beziehung besteht wieder ein Kinderwunsch. Seltener kommt es vor, dass ein Paar in frühen Jahren ein Kind ungewollt gezeugt hat und man erst einmal auf »Nummer sicher« gehen wollte, bevor Weiteres passiert. Wenn die Partnerschaft stabil ist und die beruflichen und sozialen Wege geklärt sind, wird die Familienplanung nach der Refertilisierung weitergeführt. Ein trauriger Grund für eine Wiederherstellungs-OP kann darin bestehen, wenn ein Kind stirbt und das Paar sich erneut Nachwuchs wünscht. Alles absolut legitime Gründe, wie ich finde.

Wenn man sich nur einmal die Zeitdauer vor Augen hält – im Durchschnitt etwa acht Jahre zwischen Vasektomie und Refertilisierung – und Herrn Gauß zu Rate zieht, um die Kosten für die Pille in dieser Zeitdauer entgegenzuhalten: Die OP kostet irgendetwas zwischen 400 und 600 Euro. Für acht Jahre Pille, inklusive Akne, Flüssigkeitseinlagerung und Herz-Kreislauf-Risiko müssen Sie knapp 1.000 Euro berappen. Die Sicherheit der hormonellen Kontrazeption liegt wie oben beschrieben allerdings deutlich unter der der Vasektomie.

Dass die Korrektur der OP auch nach Jahren und Jahrzenten sinnvoll sein kann, zeigen Herren wie Charlie Chaplin, Anthony Quinn oder auch Jean Pütz, die mit über siebzig noch einmal das junge Vaterglück genießen konnten. Das hohe Alter stellt beim Mann also nicht ein solches Ausschlusskriterium wie bei den Frauen dar. In den wissenschaftlichen Abhandlungen zur operativen Refertilisierung wird regelmäßig mitgeteilt, dass nach zehn Jahren Samenleiterverschluss die Spermienproduktion durch den langjährigen Druck auf das Hodengewebe deutlich nachlassen soll. Aber ich habe schon Patienten operiert, die nach zwanzig Jahren den erneuten Schritt in die Familienplanung wagten, und auch nach so langer Zeit war die Operation noch sinnvoll.

Intraoperativ wird ein Abstrich von dem Teil des Samenleiters genommen, der vom Hoden kommt. Noch im OP-Saal wird der Abstrich unter dem Mikroskop auf das Vorhandensein von Samenzellen untersucht. Ist der Befund positiv, steht dem Vaterglück je nach Fähigkeiten des Operateurs (fast) nichts mehr im Wege. Oft dauert es eine gewisse Zeit, bis sich die Spermienbildung wieder erholt hat, insofern sollte nicht sofort mit einer Schwangerschaft gerechnet werden.

Auch wenn nach der OP dem Erfüllen des Kinderwunsches schnell nachgegangen werden will, so sollte man doch ein klein wenig Zeit ins Land gehen lassen. Allzu eifrige Herren der Schöpfung wollen am liebsten gleich nach Aufwachen aus der Narkose den Lucky Punch auf dem Krankenhausparkplatz setzen, dabei fliegt einem aber dann gerne die frischgenähte Verbindung der Samenleiter um die Ohren. Warten Sie zwei bis drei Wochen, dann hält die Anastomose auch.

Eine Erfolgskontrolle der OP sollte dann nach einigen Monaten durch ein postoperatives Spermiogramm erfolgen. Sind hier vitale Spermien zu finden, ist die OP geglückt. Trotzdem kann natürlich auch nach erfolgreicher OP mit Nachweis von Spermien eine Schwangerschaft ausbleiben. Erstens besagt ein normales Spermiogramm beim operierten Mann natürlich nicht, dass auch bei der Partnerin alles in Ordnung ist. Des Weiteren kann es nach einer Vasektomie zu einer immunologischen Reaktion beim Mann kommen, der der Erfüllung des Kinderwunsches auf normalem Wege in die Parade fährt.

In meiner Praxis sehe ich es nicht selten, dass gerade Patienten nach der Refertilisierung einen positiven MAR-Test im Spermiogramm vorweisen. MAR bedeutet hier nicht, wie viele glauben, »Mittel-Atlantischer Rücken« oder »Massachussetts Association of Radiologists«, sondern natürlich »Mixed Antiglobulin Reaction«. Dieser Test prüft, ob der Mann, der zu den Hoden gehört, dessen Spermien gerade unter dem Mikroskop flanieren, vielleicht Antikörper gegen seine eigenen Spermien bildet. Das ist zwar blöd, aber nicht ausgeschlossen.

Kommt es zu mikroskopischen Verletzungen von Blutgefäßen im Hoden, sei es durch Operationen, Entzündungen oder Verletzungen, wird die sogenannte »Blut-Hoden-Schranke« gestört. Damit ist nicht der Schlagbaum zwischen den Ländern »Blut« und »Hoden« gemeint, sondern die Art der inneren Auskleidung der Blutgefäße im Hodengewebe. Die Wandung der Blutgefäße ist hier quasi komplett und dicht zutapeziert. In anderen Bereichen des Körpers ist die Innenauskleidung »fenestriert«, das heißt, es gibt kleine Lücken für einen Austausch von Zellen oder Proteinen ins umgebende Gewebe. Nicht so im (gesunden) Hoden! Der Grund dafür liegt darin, dass die Spermien einen anderen Chromosomensatz als die übrigen Körperzellen des Mannes aufweisen. Das Spermium ist ja quasi nur der halbe Mensch, der sich mit der Eizelle der Frau zum kompletten Bausatz zusammenfügt. Insofern ist das Spermium im Körper quasi ein Fremdkörper, der hinter verschlossenen Türen beziehungsweise hinter der Blut-Hoden-Schranke gehalten wird. Wird diese nun verletzt, haben die Spermien direkten Kontakt zur Körperpolizei, also den Immunzellen des Körpers, die an den Spermien vorbeischwimmen und diese erkennen. »Ihre Ausweise bitte …«

Was macht dann ein gutes Immunsystem, wenn es fremde Zellen erkennt? Genau, Antikörper bilden und Schlimmeres verhindern. Das Problem ist, dass auch im wirklichen Leben immer mal Unschuldige hinter Gittern landen. Bei den Spermien ist das Problem dann auch im wahrsten Sinne des Wortes nicht der Freigang. Die Antikörper auf den Spermien haben vielmehr zur Folge, dass sich die kleinen Befruchter im Uterus der Frau nicht mehr fortbewegen können. Die Uterusschleimhaut der Frau trägt nämlich Antigene auf der Oberfläche, die mit den Antikörpern der Spermien eine Antigen-Antikörper-Reaktion bilden und dann letztendlich wie ein Klettverschluss wirken. Die Spermien treffen auf den Uterus, verhaken sich und zappeln nur noch auf der Stelle, wie ein Hund an der Leine. Der kommt auch nicht mehr an das Hinterteil des Briefträgers.

Dieses Verhalten einer Antigen-Antikörper-Reaktion wird im MAR-Test bei einem Spermiogramm imitiert. Zum Ejakulat wird eine Flüssigkeit gekippt, die kleinste mit Antigenen bestückte Kügelchen beinhaltet. Ohne die Kügelchen rennen die Spermien unter dem Mikroskop um die Wette, gibt man die Kügelchen hinzu, heften sich die Spermien, die mit Antikörpern belegt sind, dort an und zappeln danach nur noch auf der Stelle. Es werden hundert Spermien ausgezählt, bei mehr als fünfzig anhaftenden Spermien gilt der Test als positiv und der Mann als immunologisch unfruchtbar. Zumindest im Lehrbuch. In meiner Praxis habe ich schon mehrfach Männer gesehen, die trotz eines positiven MAR-Tests ein Kind gezeugt haben. Das ist insofern auch verständlich, wenn man nochmals kurz Herrn Gauß zu Rate zieht. Angenommen, ein Mann hat 200 Millionen Spermien, davon sind 60 Prozent im MAR-Test anheftend, der Test also positiv. Trotzdem verbleiben rein rechnerisch 40 Prozent, also 80 Millionen Spermien, die keine Antikörper tragen. Für ein normales Spermiogramm braucht man, wie oben gesehen, 39 Millionen Spermien, also weniger als die Hälfte. Wieso also liegt dann laut Lehrbuch eine immunologische Infertilität vor? Ich kann es Ihnen nicht sagen. Vielleicht liegt es daran, dass sich die immunologische Situation weiterentwickelt und sich im Verlauf mehrerer Monate die Zahl positiver Spermien im MAR-Test erhöht. Vielleicht liegt es daran, dass die nicht positiven Spermien im MAR-Test trotzdem eine immunologische Reaktion aufweisen, die unter dem Mikroskop unter »In vitro«-Bedingungen, also im Reagenzglas, noch nicht greifen.

6. Hab ich schon 'ne Erektion? – Erektionsstörungen

Erektionsstörungen, oder schlau ausgedrückt die »erektile Dysfunktion«, unter Profis liebevoll »ED« abgekürzt, kommen grundsätzlich in jedem Alter vor. Laut den großen wissenschaftlichen Untersuchungen zu dem Thema, bei denen Tausende von Patienten befragt und untersucht wurden, tritt eine ED in höherem Alter allerdings häufiger auf. Als Faustregel gilt: 70 Prozent bei den 70-Jährigen. Allerdings gibt es offensichtlich auch einige rüstige Rentner, wie ich erfahren durfte.

Schon in meiner ersten Woche als Urologe kam ich mit dem Thema »Sexualität im Alter« quasi ungebremst in Kontakt. Herr Müller war stolze 96 Jahre alt und sah auch mit viel Wohlwollen keinen Tag jünger aus. Zwei Weltkriege hatten ihm äußerlich einiges anhaben können. Ihm fehlte ein Arm, der andere hielt beim Laufen eine Krücke, denn die »Scheißrussen« hatten nur Blindgänger als Handgranaten geworfen, wobei eine beim Zurückschleudern explodiert war und die herumfliegenden Splitter sich auf ewig ins Gesicht des lebensfrohen Veteranen eingegraben hatten. Ein Auge wurde durch ein wenig kunstvolles Glasexemplar ersetzt.

Er stellte sich wegen eines kleinen Geschwürs an der Vorhaut bei uns vor, das hin und wieder leicht blutete. Nach der Aufnahme der Krankengeschichte und der

Blutabnahme führte ich den alten Herrn auf wackeligen Beinen ins Untersuchungszimmer und fand die eine oder andere weitere Kriegsverletzung vor. Nichts Ernstes also. Anschließend klärte ich den Patienten zur Operation auf, wobei der OP-Verlauf, die Risiken und mögliche Komplikationen besprochen wurden. Nachdem Herr Müller mir dann mit seiner Unterschrift die Einwilligung zum Eingriff gegeben hatte, fragte er: »Wie sieht das nach der OP denn verkehrstechnisch aus?«

Taxischeine werden bei Patienten, die weitestgehend normal laufen können, nur ungern vergeben. Da der Herr aber überaus sympathisch und interessant von seinen unzähligen Aufenthalten in den Feldlazaretten der beiden Weltkriege erzählt und schließlich auch ein fast biblisches Alter erreicht hatte, war ich milde gestimmt: »Ja, geht schon in Ordnung, Sie bekommen einen Taxischein.«

Irritiert blickte mich der alte Mann an. »Taxischein? Welcher Taxischein? Wie meinen Sie denn das?« »Na ja, von wegen verkehrstechnisch«, erwiderte ich mit einem ahnungsvollen Lächeln. »Was haben Sie denn gemeint?

»Na, was wohl? Geschlechtsverkehr natürlich! Wie lange muss ich nach der Operation warten, bis ich wieder rankann?«

Agile Lebensfreude ist eben keine Frage des Alters, das verinnerlichte ich anhand dieser Lektion endgültig.

Wann ist eine ED eine ED – und wann ein Mann ein Mann? Der jüngste Patient, der bei mir mit dieser Problematik vorstellig wurde, war gerade mal 14 Jahre alt – wobei sich damit schon die erste Frage stellt: Ab wann ist eine Erektionsstörung eine Erektionsstörung, beziehungsweise: Was ist eigentlich »normal«? Die medizinische Definition lautet: Wenn über mehr als zwei Monate kein zufriedenstellender Geschlechtsverkehr möglich ist. Das ist nicht nur für den Laien eine lustige Definition, die eine Reihe weiterer Fragen nach sich zieht. Zum Beispiel: »Wie oft sind Sie in den letzten Monaten denn überhaupt in Versuchung gekommen?« und »Was genau ist für Sie eigentlich ›zufriedenstellender GV‹?« Die Temperamente sind schließlich unterschiedlich, und es schadet nie, wenn sich Patient und Arzt auf eine gemeinsame Basis einigen können. Sonst hat man es in Praxis mit Fällen wie diesem zu tun:

Der junge Mann hatte offensichtlich seinen ganzen Mut zusammengenommen und mir mit großen fragenden Augen den Grund seines Besuches leicht stotternd mitgeteilt: »Herr Doktor, äh, ich hab Erektionsstörungen.« Nachdem ich ihn gefragt hatte, wie sich die ED denn darstelle, teilte er zerknirscht mit, dass er nur zweimal hintereinander seine Freundin beglücken konnte und das dritte Mal einfach nicht gelingen wollte, und dass es das ja wohl nicht gewesen sein könne. Mit vierzehn! Meine Verblüffung wuchs, als sich herausstellte, dass er bereits nach seinem ersten Mal (!) die Diagnose für sich entdeckt hatte und sich quasi als frisch entjungferter Teenie bei mir vorstellte. Nach dem Motto: Wehret den Anfängen!

Da kommt einem dann schon die Frage in den Sinn, wie, wo und durch wen um alles in der Welt die Jungs von heute ihre Sexualität erleben. Ich bin fest davon überzeugt, dass einschlägige Internetkanäle wie YouPorn und Co. den Jungen eine komplett hypersexualisierte Welt vorgaukeln. Überspitzt gesagt, kann man sich über das Handy mittlerweile jedwede Art von Fetisch gleich in Hunderten von Filmchen zu Gemüte führen, ohne dass Papa und Mama davon auch nur einen Hauch mitbekommen. Und wenn die erste Liebe dann keine Doppel-D-Körbchen hat, nicht kaffeebraun und mächtig sexy daherkommt und alles an die Wand genagelt wird, was nicht bei drei auf dem Baum ist, wird aus dem kurzfristigen Hänger im Schacht gleich eine Beziehungs- beziehungsweise Staatskrise.

Diesem jungen Herrn habe ich jedenfalls keine Medikamente verschrieben, sondern ihm geraten, sich und seiner Freundin erst mal ein bisschen Zeit zu geben. Und das Taschengeld nicht für Viagra auf den Kopf zu hauen.

Obwohl die Probleme des jungen Mannes eher mit physischer Überforderung und mangelnder Selbsteinschätzung zu tun haben, gibt es natürlich Patienten, die tatsächlich unter Erektionsstörungen leiden. Gründe für einen »Hänger« gibt es viele, ich teile die häufigsten Ursachen für die Patienten grob in vier Bereiche ein: Organe, Hormone, Psyche und Gifte.

6.1 Vier Nüsse für Aschenbrödel

Die lieben Organe

Zu den sogenannten organischen Ursachen zählt bei der ED alles, was letztlich das »Zielorgan Schwellkörper« in seiner eigentlichen Funktionsweise außer Gefecht setzen kann.

Bei der Erektion fließt das Blut durch mittig liegende Arterien in die Schwellkörper, die sich dann wie ein Schwamm füllen. Die Schwellkörperwand ist ziemlich belastbar und irgendwann ist der Schwellkörper so voll, dass sich der Druck im Penis deutlich erhöht. Durch diesen Druck wird dann der Abfluss im äußeren Bereich des Schwellkörpers, wo das Abflusssystem liegt, regelrecht zugedrückt. Wird dieses letztlich mechanische, aber doch diffizil aufeinander abgestimmte Miteinander von »Blut rein-, aber nicht wieder rauslassen« durch eine gestörte Blutgefäßfunktion behindert, resultiert daraus das, was man ein bisschen flapsig Hängen im Schacht nennt. Diese Störung kann sowohl im arteriellen, also zuführenden Gefäßsystem, aber auch im venösen, abführenden Gefäßsystem passieren. Häufig geschieht das zum Beispiel durch Bluthochdruck, Diabetes, Arteriosklerose, Nervenerkrankungen, Fettstoffwechselstörungen, Rauchen und alle anderen möglichen Erkrankungen, die die Blutgefäße schädigen oder ihre Funktion stören.

Herbert B. kam in die Rettungsstelle unseres Krankenhauses und gab auf Anfrage des leicht irritiert blickenden aufnehmenden Arztes Folgendes von sich:

Da es an diesem Tage auf seiner Arbeitsstelle zum einen nicht sonderlich viel zu tun gegeben habe, er auf der anderen Seite aber deutlich Lust hatte, sich in irgendeiner Art sexuell zu betätigen, habe er den kühnen Entschluss gefasst, sich selbst zu befriedigen. Inspiriert von der Umgebung – der Mann arbeitete in einer Schlosserwerkstatt – und seinem Alter Tribut zollend – Herr B. war um die fünfzig und konnte sich auf seine Erektionsfähigkeit nicht mehr uneingeschränkt verlassen – hatte er sich vier Millimeter dicke Unterlegscheiben, die wohl nach seinen Angaben auch im Brückenbau ihre Verwendung fänden, über den Penis geschoben. Und nicht etwa eine oder zwei, nein, er hatte sich für drei dieser mechanischen Hilfsmittel entschieden, möglicherweise in der Annahme, dass zwei allein der Erektion nicht gewachsen sein könnten. Diese entfalteten dann nach zügiger Montage vor den mutmaßlich aushängenden Pirelli-Kalenderblättern auch bald ihre Wirkung und bescherten dem Mann eine prächtige Erektion, die ihm die Falten aus der Stirn zog.

Normalerweise sind Penisringe – aus gutem Grund – so beschaffen, dass man sie nach getaner Arbeit lösen kann, um dem Blut aus dem erigierten Penis freien Lauf zurück in die Zirkulation zu geben. Nicht so bei vier Millimeter starken Unterlegscheiben aus Brückenstahl. Als nach einer Stunde die Ringe noch an Ort und Stelle, die rosa Färbung des besten Stückes zugunsten eines kräftigen Aubergine gewichen und die Schmerzen unerträglich geworden waren, fasste der Mann den zweiten folgenschweren, wenn auch richtigen Entschluss des Tages: Die Ringe müssen weg, und zwar schnell! Voller Tatendrang durchstöberte er mit erigiertem Penis die Regale der Schlosserwerkstatt und stieß dabei auf ein kleines elektrisches Gerät, das man mit vielerlei Aufsätzen versehen kann, die dann mit äußerst schnellen Bewegungen die ihnen zugedachte Aufgabe vollführen – Polieren, Fräsen, Schleifen, Bohren – oder eben Sägen.

Nachdem Herr B.es nach gut zwei Stunden immerhin geschafft hatte, einen der drei Ringe zumindest an einer Stelle zu öffnen, gab er auf, auch, weil er als erfahrener Handwerker wusste, dass »Öffnen« und »Entfernen« bei vier Millimeter starkem Brückenstahl zwei verschiedene Dinge waren. Mit zerrüttetem Nervenkostüm und leuchtender Aubergine streckte er die Waffen und entschloss sich, Profis aufzusuchen.

Beim Anblick dessen, was dort zwischen den Beinen hervorragte, konnte man nur dunkel erahnen, wie oft die kleine kreischende Säge abgerutscht, welche Hitze bei der Tortur entstanden sein musste und wie sehr Herr B. sich für seine sinnliche Neugier gehasst haben musste, zumal am morgigen Samstag die Taufe der Enkelin im großen Familienkreis stattfinden sollte, und das ginge ja so nun nicht.

Zumindest war der Penis nun nicht mehr nur auberginenfarben, er hatte darüber hinaus auch die Ausmaße dieser Frucht erreicht; allerdings einer, mit der man als Hobbygärtner jeden Preis gewinnt.

Nach kurzer Begutachtung durch den diensthabenden Oberarzt, der mit raubvogelartigen Blicken den Patienten samt zerlegtem Penis mürrisch beäugte und von dem nicht viel mehr als ein stakkatoartiges »Hm« zu vernehmen war, wurde umgehend die Narkose eingeleitet.

Obwohl es schon die für Urologen eher grobschlächtig anmutenden Gerätschaften aus dem orthopädischen

Instrumentensieb waren, die die Instrumentierschwester anreichte, konnte nicht einmal der bereits vom Patienten so mühevoll geöffnete Ring entfernt werden. Den auch an Jahren erfahrenen Oberarzt verließ nach weiteren mehr oder weniger filigranen Versuchen die Geduld, und er rief nach einem lauten und entnervten »So eine Scheiße! Ich komm hier kein Stück weiter! Schwester, wir brauchen schweres Gerät!« nach dem Hausmeister. Der brachte wie befohlen den großen Seitenschneider, mit dem sonst die Schlösser der Fahrräder geknackt werden, die verbotenerweise in den Feuerwehrzufahrten parken.

Nach zögerlichem Ansetzen des furchteinflößenden Instruments und immer wieder neuer Positionierung, um möglichst wenig weiteren Schaden zu verursachen, wuchtete der Professor, nicht ohne vorher ein leise gemurmeltes »Jetzt ist auch egal« von sich zu geben, die beiden Klingen unter doch erheblichem Kraftaufwand zusammen, und man konnte nach einem hoch klingenden, metallenen Ton, als würde man eine zum Bersten gespannte Klaviersaite mit einer Nagelschere durchtrennen, den ersten Ring durch den OP fliegen sehen, der dann wie eine geworfene Münze in der Ecke unter dem Waschbecken seine letzten Runden austänzelte.

Man spürte förmlich die Genugtuung, die sich unter dem grünen Mundschutz des Oberarztes zu einem süffisanten Lächeln formierte, während der Ton des tanzenden Ringes noch durch den OP-Trakt waberte. Seht her, ich habe Brückenstahl bezwungen!

Die beiden anderen Ringe ließen sich anschließend ebenfalls ohne größere Probleme entfernen, und der Penis erinnerte mit seinen Einschnürungen entfernt an eine fleischfarbene Drechselarbeit, wenn auch eine sehr stümperhaft durchgeführte. Warm verpackt und mit allem eingeschmiert, was die Schränke hergaben, wurde Herr B. auf die Station verlegt, wo er schon von allen gespannt erwartet wurde.

Nach einer Woche, mit nunmehr gurkengroßem Gemächt und erneut zum Gemüse passender Färbung, wurde Herr B. nach Hause entlassen. Die Taufe hat er allerdings verpasst.

Gift für den Aufschwung

Neben den organischen gibt es die medikamentösen (und toxischen, also »giftigen«) Ursachen für eine ED. Viele Medikamente, die gerade solche Störungen des Herz-Kreislauf-Systems und Stoffwechselerkrankungen behandeln sollen, haben als Nebenwirkung eine Erektionsstörung zur Folge. Das hört sich an, als würde man den Teufel mit dem viel zitierten Beelzebub austreiben wollen. Wenn sich aber ein Patient mit Blutdruckkrise und hochrotem Kopf wie ferngesteuert in die Notfallaufnahme schleppt, ist die Planung eines erotischen Wochenendes mit der Partnerin zunächst einmal zweitrangig. Der Arzt in der Notaufnahme hat in solchen Fällen (hoffentlich!) nicht vorrangig die – bestimmte Körperteile erschlaffen lassenden – Nebenwirkungen der Medikamente, sondern zunächst das primäre physische Wohl des Patienten im Blick.

Sogenannte Betablocker zum Beispiel, aber auch andere Blutdrucksenker sind nicht unbedingt erektionsfördernd. Glücklich kann sich deshalb der schätzen, der von seinem Hausarzt, Internisten oder Kardiologen ein Medikament aus der Gruppe der Sartane verschrieben bekommen hat, die gelten nämlich als nicht erektionsschädlich. Und wenn es unbedingt ein Betablocker sein soll, dann das am wenigsten schädliche Nebivolol. Aber auch alle Arten von Psychopharmaka, Antiallergika und selbst Pilzmittel können einem ordentlich die Erektion verhageln.

Testosteron

Auch hormonelle Störungen können Ursache für eine ED sein. Das Zentralhormon des Mannes schlechthin ist das Testosteron. Dem Monstertruck unter den Sexualhormonen wird später ein eigenes Kapitel gewidmet (siehe Kapitel 9), man könnte damit aber auch ganze Bücher füllen. Die Schilddrüse und ihre Hormone sind darüber hinaus auch beim Mann nicht ganz unwichtig, aber doch deutlich seltener Auslöser für Erektionsstörungen.

Knoten im Kopf – die liebe Psyche

Die wenigsten Männer können sich damit anfreunden, unter einer psychosomatischen Störung zu leiden. Schließlich hat man keinen an der Waffel, sondern kann halt einfach nicht so, wie man will. Wenn ein Scharnier an der Tür klemmt, wird eben im Baumarkt Ersatz besorgt. Ähnlich der Plan beim Thema Erektionsstörung: Am besten es gibt eine organische Ursache, die mit ein paar Pillen oder einer Salbe zu beheben ist. Trotzdem sind die psychosomatischen Ursachen häufiger, als man denkt.

Ansätze dafür, was einen »sexuellen Knoten im Kopf« verursachen kann, gibt es viele. Manchmal liegen die Ursachen buchstäblich in der frühen Kindheit. Häufig sind die letzten Partnerschaften mit in die Problematik verstrickt. Gelegentlich liegt es auch daran, dass die aktuelle Partnerschaft »zu gut« oder zu vertraut läuft und sich daraus Probleme ergeben.

Überlegen Sie einmal, wie eng oder wie lange sie mit Ihrem Partner oder Ihrer Partnerin durchs Leben gehen. Nach vielen Jahren verschwimmen manchmal die Grenzen, wenn es um Familie geht. Und sexuelle Lust innerhalb der Familie ist gesellschaftlich ja ein absolutes No-Go. Häufig sind die Erwartungen an sich selbst unrealistisch, manchmal fordert die Partnerin zu viel, oder man meint nur, dass die Partnerin zu viel fordert, und vieles beim Sex bleibt unausgesprochen und unklar.

Letztlich ist Sex ein derart individuelles Miteinander, dass man sich fast schon wundern kann, wenn es auf Anhieb funktioniert. Bis man weiß, bei wem welche Knöpfe gedrückt werden müssen, damit Sex zum Vergnügen für beide Seiten wird, dürfen ruhig schon mal ein paar Versuche vergehen. Und Frau hat es in Bezug auf die Fülle der »Knöpfe« da deutlich einfacher als wir Männer. Ein Kollege hat es mal sehr treffend so zusammengefasst: Männer sind wie ein Toaster – Frauen wie ein Akkordeon.

Nach einer diagnostischen Differenzierung, zu der bereits ein vernünftiges, also offenes Gespräch zwischen dem Patienten und dem Arzt eine Menge beitragen kann, sollte über die entsprechende Therapieform entschieden werden. Hilfreich ist dabei, auf das Geburtsdatum des Gegenübers zu blinzeln: Ein 25-jähriger Sportstudent wird wahrscheinlich keinen Diabetes beziehungsweise ein massives Cholesterinproblem mit sich herumschleppen. Auch Hormonmangel ist in dieser Altersklasse recht selten. Die Herren mit Testosteronmangel erkennt man im Übrigen nach Jahren in der Andrologie manchmal schon beim Öffnen der Sprechzimmertür am Habitus, aber dazu später mehr. Wenn dann keine medikamentösen Erektions-Crasher genommen (siehe oben) und Drogen verneint werden (Alkohol, Kiffen, Kokain, LSD et cetera sind langfristig nicht erektionsförderlich!), bleibt die liebe Psyche.

Grundsätzlich empfehle ich bei dem Verdacht auf eine psychosomatische ED eine psychosomatische Lösung im Rahmen einer Gesprächstherapie, aber nicht unbedingt beim erstbesten Psychotherapeuten um die Ecke. Sexualtherapie ist ein großer Bereich, der spezielle Fachkenntnis voraussetzt und leider von den Krankenkassen fast nie übernommen wird. Je nach Problemstellung sind acht bis zwölf Sitzungen notwendig beziehungsweise ausreichend, um den »Knoten« zu lösen. Viele Patienten scheuen allerdings den Gang zum Sexualtherapeuten oder ihnen fehlt schlichtweg das Geld. Es gibt aber auch andere Methoden, um den sexuellen Karren wieder ins Rollen zu bringen.

6.2 Den Karren ins Rollen bringen

Das blaue Wunder

Viagra ist 1998 auf den Markt gekommen und hat die Andrologie, wenn nicht sogar den gesamten Sex, revolutioniert. Die medikamentösen Therapien vor dieser Zeit waren reich an unerwünschten Nebenwirkungen, und häufig genug hat man sich Spritzen in den Penis gejagt, die keinerlei sichtbare Effekte hatten, sondern nur weh getan haben. Mit dem Aufkommen der kleinen Blauen war es dann plötzlich möglich, mit allenfalls überschaubaren Nebenwirkungen wahre Wunder zu vollbringen, die vorher undenkbar waren. Mittlerweile gibt es vier der sogenannten PDE-5-Hemmer, die alle gut wirken und ihre Berechtigung haben. Grundsätzlich sind die Medikamente als Dauertherapie bei organisch bedingten Erektionsstörungen gedacht und können dem Benutzer ein ordentliches Maß an Lebensqualität schenken.

Die Phosphodieesterase-5-Hemmer (Viagra, Cialis, Levitra und Spedra) hemmen das Enzym Phosphodiesterase-5. Die PDE-5 kommt in hohen Konzentrationen im Schwellkörper des Mannes vor, deshalb hier die gute und gezielte Wirkung. Durch die Hemmung des Enzyms resultiert über einige Zwischenschritte letztlich eine verlängerte beziehungsweise verbesserte Wirkung von NO (Stickstoff-Monoxid). NO wiederum erweitert die Blutgefäße und lässt so mehr Blut einströmen – was im Schwellkörper des Mannes zu einer besseren Erektion führt.

Aber auch bei jungen Männern mit einer psychosomatischen

Erektionsstörung haben die Medikamente nach meiner Erfahrung ihre Berechtigung, wenn die Patienten entsprechend aufgeklärt und verständig sind. Zwar sind die Blutgefäße nicht krankhaft in Mitleidenschaft gezogen, trotzdem läuft auch ein Motor besser, wenn man Super Plus tankt. Bei der psychosomatischen Erektionsstörung verhindern vegetative Reize die Entspannung der Gefäßmuskulatur am Penis und damit ein vermehrtes Einströmen des Blutes. Lassen Sie es mich so formulieren: Wenn ein Neandertaler vor einem Säbelzahntiger steht, hat er auch keine Erektion mehr. Dann ist Flucht angesagt, und dabei würde eine Erektion ungemein stören. Nicht, dass die Partnerin unbedingt ein Säbelzahntiger sein muss, aber Stress (sei es beruflich/partnerschaftlich/körperlich/finanziell oder was auch immer) oder Angst (gerade die Angst vor sexuellem Versagen) lösen vegetative Reize aus, die letztlich die Fluchttheorie aus alten Zeiten unterstützen.

Bei der medikamentösen Therapie psychosomatischer Erektionsstörungen bediene ich mich gerne eines medizinischen »Tricks«: Der Patient beginnt seine Einnahme mit einer hohen Dosis, allerdings in geringer Einzeldosierung. Das heißt: Der sexuell Liebeswillige nimmt am Anfang der Therapie drei bis vier Pillen einer niedrig dosierten Tablette auf einmal, um auf eine entsprechend hohe Dosis des Wirkstoffs zu kommen. Damit soll erreicht werden, dass der Versuch, mit der Partnerin Verkehr zu haben, auch sicher klappt. Die stolze Dosis soll die vegetative Bremse lösen. Sollte es beim ersten Mal nicht gleich hinhauen, beim zweiten Mal mit dieser Dosis gibt es ziemlich sicher eine Erektion, die dem unsicheren Kantonisten zur mannhaften Ehre gereicht. Mit dem so gestärkten Selbstbewusstsein gibt es dann die Möglichkeit, sich beim nächsten Geschlechtsverkehr auf den Sex und die Partnerin zu konzentrieren, ohne ständig die Angst haben zu müssen, dass es wieder nicht klappt, die Partnerin wieder enttäuscht wird und sich die Problematik von Mal zu Mal verschärft.

Ist der negative Kreislauf erst mal durchbrochen, funktioniert die Psyche genau andersherum. Ab dem nächsten Stelldichein sollte die Dosis dann um eine Tablette reduziert werden. Bei psychosomatischen Erektionsstörungen ist das fast immer noch genug, um eine sichere Erektion erzielen zu können. Mit dieser reduzierten Dosis sollte der Patient dann einige Male Sex haben, um »unter medikamentöser Unterstützung das sexuelle Selbstbewusstsein wiederzugewinnen«, wie ich mir hemdsärmelig zusammengereimt habe.

Ist die Situation mit der Partnerin dann so, dass der Sex entspannt und zufriedenstellend gelebt wird, kann die Dosis weiter runtergefahren werden, quasi als »homöopathische Erhaltungsdosis«, um weiterhin ein bisschen Wirkstoff in der Blutbahn zu haben. Dabei kann gerne auch die kleinste Dosis des jeweiligen Anbieters weiter halbiert werden, um das Medikament letztlich komplett ausschleichen zu lassen.

Einige Sexualtherapeuten werden wahrscheinlich die Hände über dem Kopf zusammenschlagen ob dieser pragmatischen Herangehensweise. Ich sage: Manchmal heiligt der Zweck die Mittel, vor allem dann, wenn man so viele positive Rückmeldungen bekommt – von beiderlei Geschlecht. Wichtig ist, vor Beginn der Therapie den Patienten deutlich zu machen, dass die Dosis rigoros bis auf null heruntergefahren werden soll und diese Packung die einzige ist, die er von mir verschrieben bekommt! Die genannten Medikamente sind bei genauer Dosierung und Beachtung der Kontraindikationen letztlich nicht gefährlich und sorgen in einer Partnerschaft für neuen Spaß und viel Lebensqualität. Nichtsdestotrotz sind diese Medikamente für eine dauerhafte Anwendung bei jüngeren Patienten langfristig zu teuer, und man sollte sich auch mit einem zeitweiligen »Knoten im Kopf« nicht von der Pharmaindustrie abhängig machen!

Neben den PDE-5-Hemmern gibt es andere Möglichkeiten, die Erektion wieder in den Griff zu bekommen. Bei leichter beziehungsweise beginnender ED kann man zum Beispiel mal eine sogenannte orthomolekulare Therapie ausprobieren. Arginin ist eine von zwanzig Aminosäuren, die wir täglich mit der Nahrung zu uns nehmen. Es kommt in so ziemlich allem vor, was Vegetarier und Nicht-Vegetarier konsumieren, so zum Beispiel in Fleisch, Nüssen und Kürbiskernen.

Orthomolekulare Therapie bedeutet aber, dass »supraphysiologische« Dosierungen verabreicht werden, um entsprechende Ergebnisse zu erzielen. Ein paar Eimer Kürbiskerne müssen es schon sein. Insofern werden die orthomolekularen Wirkstoffe in reiner Form, meist als Pulver oder in Kapseln, verabreicht. Dabei ist Arginin der sogenannte »NO-Donor«, das heißt, die Aminosäure ist die einzige, die Stickstoffmonoxid (»NO«) ins Blut bringt. Stickstoffmonoxid klingt zunächst mal unsexy und hört sich nach Suizid mit Autoabgasen an, dem ist aber nicht so, im Gegenteil. Für NO gab es 1988 sogar mal den Nobelpreis, als unter anderem Robert F. Furchgott herausgefunden hat, was dieses kleine Molekül so alles draufhat.

Unter anderem ist NO nämlich ein überaus potenter Blutgefäßerweiterer, was sich übrigens auch in der Wirkungsweise der PDE-5-Hemmer widerspiegelt (siehe oben): Die Phosphodiesterase-5 katalysiert nämlich den Abbau von NO. Wird der Abbau gehemmt (daher PDE-5-Hemmer), schwimmt mehr NO im Blut, und das bewirkt bessere Erektionen. Bei Viagra und Co. kommt dazu, dass die Nummer 5 unter den Phosphodiesterasen sich primär urologisch orientiert hat und in besonders hoher Konzentration im Penis anzutreffen ist. Arginin hingegen gibt überall sein NO ab. Das reicht aber dennoch aus, um die Erektionen damit zu verbessern, wie verschiedene Studien gezeigt haben.

So um die 6 Gramm am Tag sollten es allerdings schon sein. Daher sind die Kapseln, die es zu kaufen gibt, nicht unbedingt ratsam; wer will schon zehn fast U-Boot-große Tabletten herunterwürgen. Arginin gibt es aber auch als Pulver, was zwar schlimm schmeckt, in Ananassaft aber fast nicht auffällt. Es gibt andere Ansätze, in denen Arginin in bis zu 30-Gramm-Dosierungen pro Tag gegeben wurden, man kann den Stoff also bei der genannten Menge kaum überdosieren.

Möchte man noch einen Schritt weiter gehen, kann man Citrullin als Aminosäure ausprobieren. Citrullin kommt in hoher Konzentration in der Schale der Wassermelone vor und ist im sogenannten Harnstoffzyklus der Vorläufer von Arginin. Der Vorteil: Citrullin schmeckt deutlich besser als Arginin (und als die Schale einer Wassermelone) und wird nicht so verschwenderisch vom Körper verstoffwechselt. Daher kann eine geringere Dosis ausreichen. Nachteil: Es gibt bisher nur eine Studie, die die Wirkung beschrieben hat, und das reicht uns Medizinern eigentlich nicht.

Schwellende Stoßwellen

Seit 2011 gibt es etwas Neues bei den ED-Therapien. Und bei dieser Behandlungsmethode geht es nicht nur um eine Verbesserung der Symptome. Vielmehr wird der alte Zustand bezüglich der Schwellkörperdurchblutung wiederhergestellt oder zumindest verbessert. Bei der zungenbrecherischen »Extrakorporalen Stoßwellentherapie«, oder kurz ESWT, wird der Schwellkörper in einigen Sitzungen mit niedrig dosierten Stoßwellen »beschossen«, was sich martialisch anhört, aber vollkommen schmerzfrei abläuft. Durch den Reiz, den die Stoßwellen im Gewebe abgeben, werden neue Blutgefäße zum Wachstum angeregt.

Mehrere Studien haben in den letzten Jahren gezeigt, dass

sich bei dieser Therapie die Durchblutung im Penis steigern lässt und die Erektionsfähigkeit messbar besser wird. Das gleiche Prinzip machen sich Dermatologen und Chirurgen zunutze, wenn sie Patienten mit massiven Wundheilungsstörungen behandeln. Durch den Einsatz der ESWT werden auch im Wundgebiet neue Blutgefäße erzeugt, was die Heilungstendenz deutlich steigert.

Richtig spannend wird es, wenn man noch mal Herrn Furchgott mit seinem Nobelpreis zurate zieht. NO wirkt nämlich nicht nur blutgefäßerweiternd, sondern sorgt bei verschiedenen Abläufen im Körper für die Initialzündung von Blutgefäßneubildung, zum Beispiel bei der Wundheilung, beim Wachstum oder bei der Entwicklung des Kindes im Mutterleib. Bei uns wird die ESWT dementsprechend unter gleichzeitiger Gabe von Arginin durchgeführt, um die Gefäßneubildung auch aus dieser Richtung weiter zu unterstützen.

… oder bei OBI

Weitere Möglichkeiten für die Verbesserung der Erektionsfähigkeit bestehen in den Therapien, die schon seit Längerem genutzt werden, mitunter gut wirken, aber in der Durchführung nicht immer vergnügungssteuerpflichtig sind. Bei der MUSE-Therapie (Medicated Urethral System for Erection) muss man sich ein Plastikröhrchen ein paar Zentimeter tief in die Harnröhre schieben und dort eine reiskornartige Tablette ablegen. Nach dem Herausziehen des Stäbchens wird dann die Harnröhre von außen durchmassiert, sodass das Medikament über die Harnröhre in die Schwellkörper aufgenommen wird. Das wirkt mitunter gut, tut aber häufig weh. Wenn es schlecht läuft, fängt die Harnröhre an zu bluten, und es kann langfristig zu Vernarbungen kommen.

Mittlerweile gibt es ein Medikament als Gel, das nicht von der Harnröhre, sondern mittels eines Wirkungsverstärkers über die Haut der Eichel aufgenommen werden soll. Das tut manchmal auch im Schwellkörper weh und funktioniert gerne mal nicht.

Was sich ein bisschen nach Sexshop anhört, aber mitunter ebenfalls gut funktioniert, ist der Einsatz von Pumpen. Allerdings nicht das Modell, mit dem man nach einem Wolkenbruch den überfluteten Keller leerpumpt. Bei den sogenannten Vakuumpumpen wird der Penis in einen Plexiglaszylinder geparkt. Am anderen Ende der durchsichtigen Röhre befindet sich besagte Pumpe, die mittlerweile auf Knopfdruck des Betreibers, das heißt desjenigen Herrn, dessen Penis gerade in dem Rohr weilt, ihren Dienst beginnt und ein Vakuum in dem Zylinder aufbaut. Dadurch läuft – wie durch ein kleines Erektionswunder – das venöse Blut in den Schwellkörper und bildet eine Erektion. Nicht betonhart, aber immerhin doch so stramm, dass es beim nächsten Frühstück beiden Beteiligten garantiert ein Lächeln ins Antlitz zaubert.

Damit die Erektion auch erhalten bleibt, wenn der Zylinder entfernt ist, wird vor dem Entweichen des Vakuums – Knopfdruck genügt – ein Penisring über den Schwellkörper abgerollt, der vorher auf dem gezogenen Plexiglaszylinder auf seinen Einsatz wartete. Lassen Sie mich Folgendes anmerken: Penisringe sind eine großartige, wunderbare Erfindung! Man findet sie in Sexshops und gut sortierten Supermärkten, online in Drogerieshops oder in mannigfaltiger Ausführung und dafür unschlagbar günstig in der Sanitärabteilung des heimatnahen Baumarktes. Sie kosten wenig, wirken mitunter prima und können eine Menge Spaß bringen, wenn man sie ins Liebesspiel gekonnt einbaut. Aber bitte, bitte beachten Sie eines und denken dabei an die nachtdiensthabenden Urologen Ihres Heimatkrankenhauses: keinen Stahl!

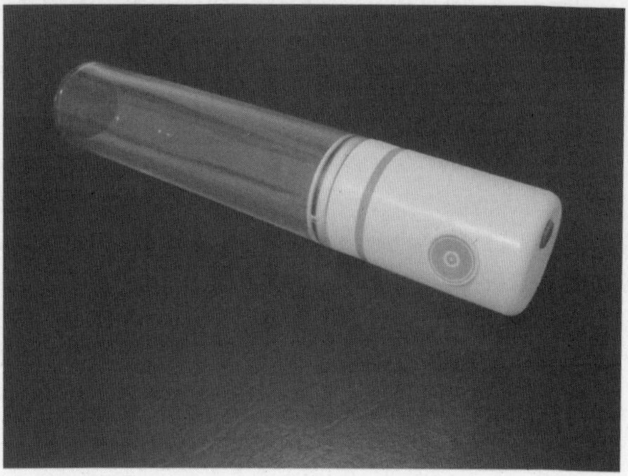

Abb. 7: Eine Vakuumpumpe (Bitte nur im medizinischen Fachhandel besorgen!).

Frank M. war Mitte dreißig, sah nicht ungepflegt oder gar schlecht aus, und man könnte meinen, einen normalen Menschen vor sich zu haben. Wenn man sich nicht gerade nachts in der urologischen Notaufnahme einer Klinik befinden würde, um sich immer wieder kopfschüttelnd das Sexualgeschmeide des Herrn anzuschauen, nachdem man gerade per dringendem Notruf die Feuerwehr verständigen musste. Was war passiert?!

Herr M. hatte sich im Rahmen seines kleinen Fetischs ein neues Spielzeug zugelegt. Da ihm normaler (vor-)ehelicher Beischlaf zu profan geworden war, peppte er sein Liebesleben offenbar durch allerlei »Zubehör« auf, das die sexuelle Appetenz bei ihm, seinen Partnerinnen oder auch Partnern weiter erhöhen sollte. Das neue Schmuckstück in seiner Spielzeugkiste war ein daumendicker Ring aus gebürstetem Chromstahl.

Dieser Ring war so konzipiert, dass Penis und Hodensack hindurchgezogen werden sollten, um bei Eintreten einer Erektion diese durch einen verminderten Blutabstrom zu verstärken. Entweder war Herr M. beim Ringkauf nicht ganz bei der Sache gewesen oder er hatte aus Gründen der Eitelkeit den Ring eine Nummer zu üppig gekauft. Vielleicht war es auch einfach nur ein zweckentfremdetes Erbstück einer Großtante. Letztlich rutschte die blinkende Zierde bei Dienstantritt immer wieder vom Gemächt, sodass dort Abhilfe geschaffen werden musste. Anstatt sich aber einen Serviettenring aus Omas Schublade zu nehmen oder aber der anatomischen Realität ins Gesicht zu schauen und sich das Gerät gesenkten Hauptes eine Nummer kleiner zu besorgen, kam Herr M. auf die grandiose Idee, sich mit einer Spritze eine ordentliche Ladung Kochsalzlösung in den Hodensack einzuspritzen.

Der war jetzt so groß und dick, dass der Ring keinen Millimeter mehr von der ihm angedachten Position abrückte. Auch nicht, als nach Beendigung des heimischen Mattengerangels kein Bedarf mehr bestand. Am nächsten Morgen hätte man mit der Erektion immer noch einen sibirischen Acker im November pflügen können, allerdings war die Farbe des Penis mittlerweile pflaumenblau und die Größe auf ein Doppeltes angewachsen, was Herrn M. dazu veranlasste, sich im Krankenhaus vorzustellen. In weiter Jogginghose und leicht peinlich berührt ob der unglücklichen Situation, wartete er auf den Konsiliarius der urologischen Klinik.

Nachdem die obligaten Versuche mit Seifenschaum kläglich gescheitert waren, war allen Beteiligten schnell klar, dass hier bei gegebener Materialstärke mit entsprechender Technik geantwortet werden musste. Als die

Feuerwehr endlich eintraf, war es dem Delinquenten bei immer stärker werdenden Schmerzen genauso recht wie peinlich, dass es sich hierbei um einen ganzen Trupp von vier gestandenen Kerlen handelte, die sich verständlicherweise trotz – oder gerade wegen ihres professionellen Auftretens mit kompletter Feuerwehrmontur samt Helm und schweren Stiefeln – ein marginales Zucken in der Mundwinkelgegend nicht verkneifen konnten.

Ob Herrn M. eine Feuerwehraxt lieber gewesen wäre, ist nicht eindeutig geklärt, jedenfalls hatte er wahrscheinlich schon ein glücklicheres Gesicht gemacht als in dem Moment, als er die Hydraulikzange gewahrte, mit der normalerweise Autowracks zerlegt werden, um Unfallopfer zu befreien. Schnell einigte man sich darauf, den Eingriff in Narkose durchzuführen, wobei man eher auf die psychische Verfassung des Patienten als auf medizinische Notwendigkeit achtete. Außerdem wurde hinter vorgehaltener Hand gemutmaßt, dass selbst drei Feuerwehrmänner und ein Urologe nicht ausreichen würden, um einen Patienten in solch einer Situation zur völligen Bewegungslosigkeit zu bringen, und die war ohne Frage nötig!

Als der Patient dann in Morpheus' Armen tief schlummerte, hatte sich weiter im Süden eine geschäftige Situation entwickelt. Die Herren der Feuerwehr waren zunächst zutiefst beglückt über die grüne OP-Kleidung, die sie sonst nur aus dem Fernsehen kannten, und schusterten sich nach kompletter Einkleidung mit Kopfhaube und Mundschutz verschiedenste akademische Titel zu. Im OP wurden dann – zum Glück des Patienten nach Einsetzen der Narkose – die strukturellen Unterschiede und verschiedenen Materialeigenschaften von Autodächern und Penisringen heiß diskutiert und dass man wirklich nicht genau wissen könne, was passierte, wenn man mit einem Anpressdruck von 10.000 Kilogramm pro Quadratmillimeter abrutschte. Nachdem sich das auch niemand so genau vorstellen wollte, nahm sich der Einsatzleiter ein Herz und das Gerät und kaute den Stahlring durch, als sei er eine feuchte Salzstange. Nach kurzem Applaus, Glückwünschen für den Ausführenden und kurzer abschließender Diskussion verschwand der Trupp wieder – um eine große Geschichte bereichert – in seiner Dienststelle.

Implantate – mal für Männer

Als Ultima Ratio der Erektionstherapien gelten die künstlichen Schwellkörperimplantate. Wenn nichts mehr geht, keine Tablette dieser Welt mehr hilft, ein µ Leben in den gestressten Penis zu hauchen, die Spritzen und Harnröhrengeschichten kein peniles Zucken mehr hervorrufen, die Vakuumpumpe zu laut brummt oder der Penisring klemmt – dann wird's chirurgisch!

Erinnern Sie sich noch an den rosaroten Panter als Gummifigur? Vereinfacht gesagt, besteht diese Form künstlicher Schwellkörper nämlich nur aus einem Draht, der in einem Silikonmantel steckt. Die »semirigiden« oder halbstarren Implantate sind in etwa kleinfingerdick und je nach bedürftigem Gemächt zwischen sechzehn und zweiundzwanzig Zentimetern lang. Die Längenangabe beziffert dabei nicht den sichtbaren Teil des rosa behelmten Liebeskriegers – also das, was Mann beziehungsweise Frau im weitesten Sinne als »Penis« benennen würde, sondern auch den unsichtbaren Teil der Schwellkörper, die bis tief hinter das Schambein in den Untiefen des männlichen Beckens verschwinden und dort beim Koitus für ein vernünftiges Fundament sorgen. Ein Fahnenmast wird schließlich auch nicht einfach auf den Boden gestellt, sondern fachmännisch eingebuddelt.

Sind die Semirigiden operativ der Länge nach im Schwellkörper versenkt, reicht es aus, wenn man bei Annäherung der Partnerin den Penis nach oben biegt. Der Vorteil dieser Implantate: Man kann sie quasi nicht kaputtmachen, und die Funktionsweise ist genial simpel: »plug and play«.

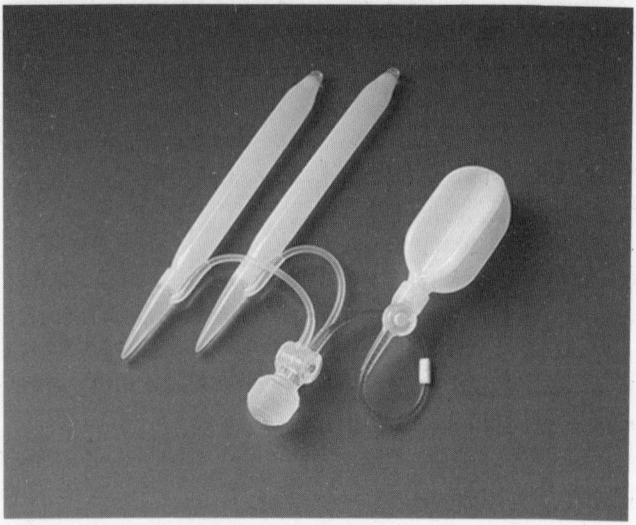

Abb. 8: Pumpimplantate – der mechanische Weg zum Glück (Auch hier gilt: Fragen Sie den Experten!).

Ein bisschen komplizierter ist es bei den Pumpimplantaten. Diese bestehen aus drei Komponenten, die alle »eingebaut gehörn«, wie man im Ruhrpott sagt, nämlich Reservoir, Pumpe und Schwellkörper. Das Reservoir ist ein etwa mandarinengroßer Plastikballon, der im Bauchraum neben der Harnblase gut Platz findet. Über ein Schlauchsystem in der Leistenregion wird das Reservoir mit einer Pumpe im Hodensack verbunden. Der Herr findet sich nach der OP dann als Träger eines »dritten Eies« wieder. Wird die Pumpe per Fingerdruck betätigt, fließt Flüssigkeit vom Ballon in die künstlichen Schwellkörper, die der Urologe hoffentlich mehr als weniger kunstvoll in den streikenden Penis eingebaut hat. Eine Erektion entsteht! Nicht durch Romantik, eher durch Hydraulik.

Das Schöne bei den mehrteiligen Implantaten ist, dass sie wirklich eine Erektion im eigentlichen Sinn hervorrufen. Durch die Füllung der künstlichen Schwellkörper erhöht sich der Druck im Penis, wobei der Patient durchaus auch sexuelle Reize empfinden kann. Bei der neuesten Version ändert sich nicht nur der Druck in den Schwellkörpern, auch die Länge der implantierten Schläuche nimmt durch den Flüssigkeitseinstrom zu, was den Penis des Implantatträgers nicht nur aufrichtet, sondern auch verlängert.

Die deutlich diffizilere Funktionsweise ist natürlich anfälliger für Störungen, verglichen mit der Plug-and-Play-Geschichte. Außerdem wird durch die drei Komponenten mehr Material implantiert, sodass sich auch das Risiko für Infektionen erhöht. Es gibt viele wissenschaftliche Studien, die die Lebensqualität der betroffenen Patienten und deren Partnerinnen untersucht haben. Alle haben eindeutig gezeigt, dass sich das Sexualleben und die damit verbundene Lebensqualität dadurch deutlich verbessern lassen – für beide.

Zum Schluss ist mir wichtig, noch einmal auf die schon oben angesprochene Definition der ED zurückzukommen. Diese besagt, dass die Diagnose an sich erst dann vorliegt, wenn die Problematik mehr als zwei Monate vorliegt. Meine Herren – und meine Damen –, wir sind keine Erektionsmaschinen. Und wenn's mal nicht klappt, ist das kein Weltuntergang.

7. »Hui!«, sagt die Schnecke auf der Schildkröte – vorzeitiger Samenerguss

Bei der vorzeitigen Ejakulation ist es mit der Definition nicht minder schwierig als bei der Erektionsstörung. Lange haben sich die Damen und Herren der internationalen Zirkel gestritten, ob nun 60 oder 120 Sekunden das Maß aller sexuellen Erfüllung sind. Letztlich hat man sich salomonisch auf 1 bis 2 Minuten verständigt. Entscheidender für den Befund ist sowieso weniger die Dauer als die fehlende Steuerbarkeit der Ejakulation. Ebenfalls von Bedeutung ist, dass beide, Partner und Partnerin, sich überhaupt in ihrer sexuellen Lebensqualität beeinträchtigt fühlen. Fallen diese drei Sachverhalte bei einem Patienten zusammen, ist die Diagnose einer »Ejaculatio Präcox« (EP) erfüllt.

Aber seien wir doch mal ehrlich: Liegt die IELT (intravaginale ejakulatorische Latenzzeit) bei drei Minuten oder aber der Patient kann die Ejakulation nun doch gerade so steuern, was wiederum bedeutet, dass er während des Sex raus auf den Balkon muss, um die Blumen zu gießen – dann liegt auch ohne eindeutige Diagnose ein Problem vor, das Patienten behandelt wissen möchten. Ich habe auch immer wieder mal Patienten in meiner Praxis, die mit einer »EP« kommen, weil sie nicht mehr 45, sondern »nur« noch 20 Minuten durchhalten. Auch diese Herren haben einen Leidensdruck, sonst würden sie wohl kaum den Weg zum Urologen antreten. Man vermutet, dass sich bis zu 20 Prozent der Männer irgendwann mit dieser Problematik herumschlagen, die Dunkelziffer ist unbekannt.

7.1 Angeboren oder erworben?

Die Ursachen einer EP sind oft schwer auszumachen. Selten können spezifische hormonelle Störungen im Testosteronstoffwechsel oder im Bereich der Schilddrüse diagnostiziert und dann auch spezifisch therapiert werden. Deutlich häufiger findet man in der Diagnostik nichts Auffälliges, und so geht man von angeborenen oder erworbenen Störungen aus, was aus den Erzählungen des Patienten in wenigen Minuten gut erfragt werden kann. Wichtig ist hierbei auch die Unterscheidung, ob sich die Problematik beim Geschlechtsverkehr und der Masturbation unterscheidet. Ist auch bei der Masturbation die Strecke zum Zieleinlauf kurz, ist die Diagnose einer angeborenen Störung umso wahrscheinlicher.

Von erworbenen Störungen spricht man, wenn – nach den üblichen sexuellen Stromschnellen der Jugend mal abgesehen – im körperlichen Partnerschaftsgerangel zunächst alles prima lief und sich erst nach und nach ein Problem einschleicht. Diese erworbenen Störungen sind bei den jüngeren Patienten (bis etwa 40 Jahre) meist psychosomatischer Natur, das heißt, irgendetwas läuft offensichtlich schief im sexuellen Miteinander. Ab 40 meldet sich die Prostata als das Zentralorgan des Mannes zu Wort und fängt manchmal an, Zicken zu machen. Da ein Großteil des Ejakulates aus Prostata und Samenblasen stammt, ist es naheliegend, dass erworbene Störungen ab dem Alter nicht mehr nur psychosomatisch, sondern auch häufiger organisch bedingt sein können.

7.2 Was man dagegen tun kann

Bis vor Kurzem gab es nur einige therapeutische Standardangebote, die der Patient zur Verbesserung der Problematik in Anspruch nehmen konnte. Seit den 1960er Jahren kursieren zum Beispiel die Tipps und Tricks der US-amerikanischen Aufklärer Masters und Johnson, die aber wegen ihrer »Raffinesse« eher in den Bereich Züchtigung fallen.

Da gibt es die »Squeeze-Methode«, bei der die Frau dem Mann recht unhöflich beim leisesten Anzeichen eines ejakulatorischen »Hallo« mit dem Daumennagel in den Eichelkranz zwickt, damit der Mann über den Schmerzreiz den Ejakulationsreiz vergisst. Über diesem martialischen Eingreifen sind wahrscheinlich schon Ehen zerbrochen.

Die »Start-Stop-Methode«, bei der nach ein bis zwei oder vielleicht drei Stößen der Penis wieder herausgezogen und abgewartet wird, ist meist ebenso wenig hilfreich. Laut Diagnose ist die Ejakulation nämlich nun mal nicht steuerbar, und schnell landet die ganze Herrlichkeit auf den Laken. Oder aber der Sex ist mit dem Rhythmus ein bis zwei Stöße – Pause, ein bis zwei Stöße – Pause, derart langweilig und ermüdend, dass Häkelzeug, Fernseher und PlayStation bald mehr Interesse finden.

Mehr Erfolg kann man da schon mit den topischen Therapiemethoden erreichen. »Topisch«, bedeutet, dass die Therapie direkt am Zielort stattfindet, in diesem Falle also »am Mann«, vielmehr noch direkt an seiner Eichel. Es gibt zum einen spezielle Kondome. Diese haben im Reservoir eine kleine gelartige Tablette geparkt, die ein niedrig dosiertes Lokalanästhetikum wie zum Beispiel Lidocain enthält. Wenn man das Kondom überstreift, verwandelt sich durch die Körperwärme das Gel in einen dünnen Flüssigkeitsfilm, den man über die Eichel streichen kann. Dadurch wird die Erregbarkeit der Eichel reduziert, und die Dinge dauern länger als sonst. Natürlich kann man das Kondom nach einer kurzen Einwirkzeit auch wieder abnehmen, allerdings sollte man tunlichst darauf achten, den Wirkstoff gut abzuwischen, nachdem die Wirkung eingesetzt hat – ansonsten verteilt sich das Zeug in der Vaginalschleimhaut beziehungsweise im Bereich der Klitoris, was auch dort die gleiche Wirkung nach sich zieht und damit eher kontraproduktiv sein dürfte.

Neben den Kondomen gibt es auch fertige Salben aus der Tube, die vom Arzt verschrieben werden können. Aber Vorsicht mit der Dosierung: Die Creme ist so wirksam, dass man sich bei ein bisschen zu viel der Salbe problemlos einen Piercingring quer durch die Eichel jagen lassen kann, ohne dabei auch nur eine Träne zu vergießen. Sie sollten auch hier tunlichst darauf achten, überschüssige Creme wieder abzuwischen. Wenn sie mit Resten der Creme die Vaginalschleimhaut Ihrer Partnerin einpinseln, wird Sie vielleicht gar nicht merken, dass Sie da sind.

Auf entsprechenden Internetseiten und in speziellen Geschäften gibt es auch Sprays, die die Eichel leicht betäuben sollen. Diese beinhalten allerdings nicht immer ein wirkliches Lokalanästhetikum als Wirkstoff, sondern irgendwelche »lokal anästhetisch wirkenden Stoffe«, die ihre Wirkung dann doch eher spärlich bis gar nicht entfalten.

Dem Themenkomplex »Lokalanästhetikum und vorzeitige Ejakulation« hat sich nun auch endlich eine Pharmafirma gewidmet. Keine Ahnung, wieso das so lange gedauert hat, die Wirkung liegt ja auf der Hand, die Anwendung ist einfach und ohne ernsthafte Nebenwirkungen. Man sprüht kurz vor Beginn des Mattengerangels ein, zwei Mal auf die Eichel, lässt den Wirkstoff über die Schleimhaut einwirken – was wirklich schnell funktioniert – und schon geht's los. Warum die Mini-Sprühflasche allerdings so teuer sein muss, kann ich Ihnen leider nicht beantworten.

Alphablocker – der ejakulatorische Rückwärtsgang

Eine weitere gute Option bei der EP ist der Gang zum Sexualtherapeuten. Obwohl angeborene Störungen sicherlich schwerer zu therapieren sind, kann sich der Besuch dennoch lohnen. Das gilt umso mehr für Männer mit einer erworbenen Störung. Zwei Grundvoraussetzungen für eine erfolgreiche Sexualtherapie müssen allerdings erfüllt sein: Man braucht Geduld und ein großes Portemonnaie, denn die Kasse zahlt nur ungern.

Wenn man von der Unterscheidung »angeboren« und »erworben« absieht und sich vor dem inneren Andrologenauge in Richtung »zentral« und »peripher« bewegt, kommen weitere Optionen in Betracht. Wie schon beschrieben, gehören zu den »Ejakulationsorganen« die »peripher« liegende Prostata und die Samenblasen. Die Prostata benimmt sich als Organ oft wie eine Zicke und verhagelt Männern mitunter einen nicht unbeträchtlichen Teil ihrer Lebenszeit durch nervende Symptome. Zunächst wird sie gar nicht gebraucht und liegt faul im Becken herum. Sinnvoll ist sie nur, wenn es um den Nachwuchs geht. Die Prostata produziert wie gesagt unter anderem »Spermienfutter« für die Samenzellen und sorgt dafür, dass das klebrig-gelartige Substrat, das bei der Ejakulation herausschießt, erst nach einigen Minuten flüssig wird. So haben die Spermien im Uterus genügend Zeit, sich auf die Wanderschaft in Richtung heranrollender Eizelle zu machen. Kaum ist die Kinderwunschphase um, fängt die Prostata bei Männern ab etwa 40 Jahren an zu wachsen und sich zu verkrampfen, was sowohl beim Sex als auch beim Wasserlassen extrem nervig sein kann.

Eine der von mir verschriebenen Therapien bei der EP bezieht sich auf dieses Miststück unter den Organen: Mit einer Alphablockade, also einer medikamentösen Hemmung sogenannter Alpharezeptoren in Prostata und Blasenhals, wird durch Entspannung von Muskelzellen in der Prostata der Druck in der Drüse reduziert. Das ist eine seit einer halben Ewigkeit bekannte Therapie bei älteren Herren, die Probleme mit dem Wasserlassen haben. Als Off-Label-Therapie können diese Medikamente aber auch jedem anderen Patienten verschrieben werden, um sich die Nebenwirkungen zunutze zu machen.

Viele der Patienten, die einen Alphablocker erhalten, klagen allerdings über Probleme bei der Ejakulation. Entweder ist die Ejakulation deutlich abgeschwächt oder es kommt nur noch heiße Luft. Das Ejakulat landet dann oft in der Blase oder es kommt gar nichts mehr aus der Prostata und den Samenblasen heraus. »Flasche leer«, sagte einst Trapattoni. Das liegt daran, dass sich durch die Entspannung der muskulären Anteile der Prostata (und zum Teil auch des Blasenausgangs) die Druckverhältnisse in der Harnröhre und der Prostata verändern und so quasi der ejakulatorische Rückwärtsgang beziehungsweise der Leerlauf eingelegt wird. Passiert das, sind die Patienten mit den Pinkelproblemen oft wenig amüsiert, und das Medikament wird gegen ein anderes ausgetauscht. In dieser Medikamentengruppe gibt es zum Glück einige Kandidaten, die ausprobiert werden können.

Bei Patienten mit einer vorzeitigen Ejakulation aber, die organisch und/oder peripher verursacht, ein Problem mit einem zu hohen Druck in den ableitenden Samenwegen haben, kann das Medikament tatsächlich wahre Wunder vollbringen.

Ich erinnere mich gut an einen Patienten, der seit Jahren unter der Höchststrafe zu leiden hatte, der Ejakulatio »ante portas«. Diese unglücklichen Kerle können nicht mal für Sekunden in ihre Partnerin eindringen, sondern verschießen ihre ganze Liebe schon »vor der Tür«. Zwei Tage nach dem Besuch bei mir rief er mich überaus erfreut an und berichtete von 15 Minuten zauberhaft ausgeführtem Geschlechtsverkehr unter der neuen Medikation.

Off-Label-Therapie bedeutet im Übrigen, dass die Sicherheit des Medikaments für den hier eingesetzten Zweck (also im Sinne der Nebenwirkung) nicht in Studien überprüft wurde. Für den eigentlichen Einsatz – also Schwierigkeiten beim Wasserlassen – ist die Sicherheit natürlich geprüft, sonst wären die Medikamente nicht verschreibungsfähig. Auf der anderen Seite bedeutet Off-Label-Therapie, dass der Patient das Medikament selbst zahlen muss, da von den Krankenkassen die Kosten nicht übernommen werden.

Muskeltraining

Der Beckenboden ist die heilige Kuh unter den Muskelgruppen. Diese Muskelplatte schließt den Bauchraum nach unten ab, ist etwa fünf Zentimeter dick, besteht aus 24 Muskeln und beinhaltet zwei Schließmuskel, einen für den Darm und einen für die Blase. Allein schon die Erkenntnis, dass wir zum einen trocken und in sauberen Laken aufwachen und zum anderen der fehlerfreie Toilettengang kein Abitur erfordert, lässt erahnen, wie kompliziert seine Funktion aufgebaut ist. Während meines Studiums sind die Herren Professoren in Vorlesungen zum Thema Beckenboden schier durchgedreht, so fasziniert waren sie. Mittlerweile kann ich die Aufregung ein wenig teilen.

Da der Beckenboden eng mit Prostata und Samenblasen verknüpft ist und er bei der Ejakulation ebenfalls ordentlich mitmischt, können sich bei der vorzeitigen Ejakulation auch hier Fallstricke auftun. Den Beckenboden als Spiegel der Psyche zu sehen, ist sicherlich ein bisschen zu weit aus dem Fenster gelehnt. Dass der Beckenboden aber auf Stress reagiert, da bin ich mir relativ sicher. Sei es der ständige Harndrang im Prüfungsstress oder die bekannte »Reizblase« bei der Frau – mit gezielten Beckenboden-Entspannungsübungen können die Symptome oft deutlich verbessert werden. Hilfreich ist dabei zum Beispiel die Methode der »Progressiven Muskelrelaxation nach Jacobson«, bei der man allerdings den Beckenboden als Muskelgruppe selbst einbauen muss. Im Internet oder in gut sortierten Buchhandlungen findet man verschiedene Anleitungen.

Glückshormone mit Kurzzeitwirkung

Neben den peripheren Ursachen gibt es noch die zentralen Probleme. Mit »zentral« bezeichnen Ärzte immer das Gehirn. Ein »zentrales Problem« hört sich wahrscheinlich einfach schicker an als ein »Hirnproblem« und nimmt selbigem auch ein wenig die Dramatik. Im Hirn gibt es verschiedene »Zentren«, also Bereiche, in denen etwas passiert. Es gibt das Atemzentrum, das dafür sorgt, dass wir nachts nicht aufhören zu schnaufen. Es gibt das Darmzentrum, das dafür sorgt, dass das Frühstück in die richtige Richtung transportiert wird und den Weg in die Kanalisation findet. Und es gibt das Ejakulationszentrum, das dafür zuständig ist, dass im Augenblick der höchsten Glückseligkeit die Spermien auf die große Reise gehen.

Die zentrale Steuerung der Ejakulation ist abhängig vom Botenstoff Serotonin, dem »Glückshormon«. Ist zu wenig Serotonin vor Ort, ist die ejakulatorische Kontrolle dahin, und der Orgasmus peitscht nach vorn wie ein unangeleinter Jagdhund auf einen Hasen. Früher wurden als Off-Label-Therapie Antidepressiva verschrieben. Serotonin ist bei Vorliegen einer Depression am Wirkungsort (Hirn) deutlich vermindert vorhanden. Mittlerweile gibt es unzählige »Serotonin-Reuptake-Inhibitoren« zur medikamentösen Therapie von Depressionen, die dafür sorgen, dass Serotonin länger bleibt, wo es hingehört, beziehungsweise, wo es seine Wirkung entfaltet – nämlich im sogenannten »Synaptischen Spalt« zwischen zwei Nervenzellen. Und siehe da, die depressiven Patienten in Therapie hatten als Nebenwirkung oft darunter zu leiden, dass beim Sex keine oder nur eine sehr verzögerte Ejakulation zu erzielen war. Schnell war auch hier die Off-Label-Idee geboren, und Patienten mit vorzeitiger Ejakulation erhielten Antidepressiva.

Im Vergleich zu den oben beschriebenen Alphablockern ist das Problem hier, dass die zentral wirkenden Medikamente lange und dauerhaft eingenommen werden müssen, um ihre Wirkung zu erzielen. Über einen längeren Zeitraum können sie – gerade beim psychisch Gesunden – eine Menge Unsinn im Hirn anstellen und dementsprechend die unerwünschten Nebenwirkungen deutlicher zutage treten lassen.

Aber auch hier hat sich die Pharmaindustrie etwas einfallen lassen: Antidepressiva mit entsprechendem Einfluss auf den Serotoninstoffwechsel, die aber so kurz wirksam sind, dass sie nicht antidepressiv wirken. Dieses Medikament kam vor relativ kurzer Zeit auf den Markt und ist bisher das einzig zugelassene Medikament für die Behandlung der Ejakulatio Präcox. Bei dem einen Patienten wirkt es besser, beim anderen schlechter, mal hat es leichte Nebenwirkungen, mal überhaupt keine. Es ist auf jeden Fall eine Option zur Therapie, wenn sonst keine der bereits genannten Möglichkeiten wirkt und die Partnerschaft möglicherweise langsam auf die Probe gestellt wird. Solange man das Medikament verträgt, kann man auch hier mit hohen Dosen beginnen, um sich als Betroffener erst einmal eine innere Sicherheit zu verschaffen. Ist der Karren dann ins Rollen geraten und Mann gewöhnt sich an den Sex, der nun vielleicht einige Minuten statt einiger Sekunden dauert, sollte auch hier die Dosis langsam reduziert werden, um zu versuchen, mittelfristig ohne Medikament zurechtzukommen.

Auf Umwegen zum standhaften Glück

Auch bei der EP gibt es einen orthomolekularen Therapieansatz: Das oben genannte Serotonin als Wohlfühlhormon und Neurotransmitter kann medikamentös nicht zugeführt werden. Wohl aber die Bausteine, die der Körper braucht, um Serotonin herzustellen. Serotonin besteht aus Tryptophan, auch eine der zwanzig Aminosäuren, die wir täglich zu uns nehmen.

Mittlerweile gibt es einen Anbieter, der frei verkäufliche Kapseln für die Behandlung der EP anbietet. Das Präparat enthält unter anderem auch Tryptophan, allerdings in einer so geringen Dosis, dass ich mir eine Wirkung auf die Ejakulation eher schwierig vorstelle. Therapien mit Tryptophan sind hingegen früher bei Schlafstörungen oder bei depressiven Stimmungsschwankungen angewendet worden, hier allerdings mit einer Dosis von bis zu 6 Gramm pro Tag. Wenn ein Patient bei Vorliegen einer EP Tryptophan ausprobieren möchte, rate ich zu langsamer Steigerung auf 3 bis 4 Gramm pro Tag – dann allerdings unter gleichzeitiger Zuführung von Magnesiumcitrat. Das katalysiert den Aufbau von Serotonin durch Tryptophan.

8. Testosteron – der Monstertruck unter den Hormonen

Testosteron wird fast vollständig im Hoden gebildet. Ein kleines bisschen kommt aus den Nebennieren, was aber erst einmal zu vernachlässigen ist. Das männliche Zentralhormon sorgt ab der Pubertät dafür, dass der Mann zum Mann wird, zumindest soweit seine Umwelt und Sozialisierung das zulassen. Ab einem gewissen Alter bilden sich die Testosteron-produzierenden Zellen im Hoden zurück und der Testosteronspiegel sinkt wieder. Mann muss statistisch gesehen ab dem 40. Lebensjahr mit 1 Prozent weniger pro Jahr auskommen. Die Abnahme des Testosteronspiegels ist eine typische Alterserscheinung und erst einmal kein Drama – die Haare werden grau, Testosteron sinkt ab. Mittlerweile geht man davon aus, dass der niedrige Testosteronwert im Alter nicht nur mit einer per se geringeren Produktion im Hoden zu tun hat, sondern mit regelmäßig im Alter vorliegenden Begleiterkrankungen gekoppelt ist.

Die Referenzwerte, die einen normalen Testosteronspiegel beschreiben, haben eine ziemlich hohe Bandbreite. So kann ein normaler Wert bei Herrn Müller das Achtfache von Herrn Meier betragen. Beide Herren haben wahrscheinlich ein normales Leben mit ihrer Ehefrau, einem schönen Auto und sind vielleicht in einem Sportverein, ohne dass Herr Müller sofort an Sex denkt und eine mörderische Erektion entwickelt, wenn er ein Damenfahrrad sieht, oder aber Herr Meier ständig larmoyant und weinend in der Ecke hängt. Die einen kommen mit weniger

Testosteron gut zurecht, die anderen mit mehr. Natürlich ergibt es Sinn, Referenzwerte für Hormone zu haben, um sich als Arzt daran orientieren zu können. Referenzwerte aber sind die eine Sache, die Symptomatik eines niedrigen Testosteronspiegels die andere.

Testosteron hat seine Wirkung im körperlichen, im psychischen und im sexuellen Bereich. Meist merkt man vom Testosteron gar nicht, dass es vorhanden ist. Man ist ja an seinen Spiegel über Jahre gewöhnt. Die Probleme treten erst dann auf, wenn der Testosteronspiegel in einer Form abfällt, dass er dem Alterungsprozess des Mannes nicht entspricht.

Häufig kommen die Patienten mit Störungen der Libido, also einer Abnahme der Lust nach Sexualität zu mir, einige beschreiben zusätzlich Erektionsstörungen. Wenn es einen typischen Testosteronpatienten gibt, ist er zusätzlich übergewichtig und leidet unter Stimmungsschwankungen. Daneben gibt es aber noch viele andere Symptome verschiedenster Art, die bei einem Testosteronmangel auftreten können: Schweißneigung, Schlafstörungen, Gelenkbeschwerden, Abgeschlagenheit, Kraftminderung und Hautveränderungen sind nur einige typische Symptome.

Das Problem ist, das die Symptome eines Testosteronmangels, die auf dem Fragebogen im Anhang beschrieben werden, so allgemeingültig sind, dass sie natürlich nicht zwangsläufig nur bei einem Testosteronmangel auftreten müssen. Jeder ist mal müde, hat mal schlechte Laune oder schwitzt mal mehr als sonst. Grundsätzlich aber gilt, je mehr Punkte der Patient beim Ausfüllen der einzelnen Fragen sammelt, desto wahrscheinlicher wird als Ursache ein hormonelles Problem. Wird der Verdacht durch einen niedrigen, vielleicht sogar zu niedrigen Testosteronspiegel im Blut unterstützt, ist die Diagnose umso wahrscheinlicher.

Zur Komplettierung der Diagnostik bei niedrigen Testosteronwerten sollten weitere Untersuchungen eine »zentrale« Ursache ausschließen. Auch der Testosteronhaushalt im Hoden wird über das Hirn gesteuert. Es gibt die sogenannte Hirn-Hoden-Achse, immer wieder ein erfreulicher Begriff. Funktionieren die Hoden gut, sind die Hormone aus dem Hirn (LH und FSH, aber das ist jetzt mal nicht so wichtig) ganz entspannt und dementsprechend niedrig im Blut vorhanden. Gibt es ein Problem mit der Hodenfunktion bezüglich des Testosterons, geht das LH hoch und spornt den Hoden an, mehr Testosteron zu bilden. LH und FSH kommen im Übrigen aus der Hypophyse oder der Zirbeldrüse. Sind Testosteron und LH niedrig, liegt das Problem noch höher in der hormonellen Hierarchie des Hirns, im Hypothalamus. Auch hier können Hormonstörungen beginnen, die in einen zu niedrigen Testosteronwert münden. Zu guter Letzt gibt es noch das Prolaktin, das ebenfalls aus der Hypophyse stammt. Prolaktin sorgt bei der Frau für die Entwicklung der Brustdrüsen während der Schwangerschaft und dafür, dass zum Ende der Schwangerschaft auch Milch produziert wird. Beim Mann ist die Bedeutung von Prolaktin unklar. Deutlich erhöht ist es allerdings kurz nach dem Orgasmus und in Stressphasen.

Bei verringerten Testosteronwerten und gleichzeitig deutlich erhöhten Prolaktinwerten ist ein sogenanntes Prolaktinom wahrscheinlich. Ein Prolaktinom ist ein Prolaktin produzierender Tumor, der durch sein Wachstum das LH aus der Hypophyse verdrängt und so einen Testosteronmangel zur Folge hat. Klar soweit? Das Schöne ist, dass ein Prolaktinom mitunter durch die Gabe von nur einer Tablette pro Woche gut und effektiv therapiert werden kann und das Testosteron schnell wieder in normale Bahnen zurückkommt.

Sollte bei entsprechender Symptomatik im Fragebogen ein normaler oder vielleicht sogar ein hoher Testosteronwert gemessen werden, kann weitere Labordiagnostik Klarheit bringen. Das normalerweise im Blut gemessene Testosteron ist das »Gesamttestosteron«, also alles, was im Blut herumschwimmt. Testosteron liegt in gebundener und ungebundener Form vor. Allerdings ist nur die ungebundene Form, also das freie Testosteron, der wirksame Anteil. SHBG (Sexualhormon-bindendes Globulin) ist ein Protein, das zum Großteil in der Leber gebildet wird und vor allem Testosteron bindet. Je mehr Bindungsproteine SHBG und Albumin man in seinem Blut hat, desto mehr Testosteron wird gebunden und damit unwirksam. Das heißt, bei hohen Konzentrationen der Bindungsproteine kann auch bei normalem bis hohem Testosteronwert die Symptomatik eines Mangels auftreten. Der Anteil des freien, also wirksamen, Testosterons kann über die Messung des Bindungsproteins SHBG festgestellt und mit anschließender Berechnung genau ausgedrückt werden.

Um es noch ein wenig komplizierter zu machen: Es gibt auch genetische Grundlagen, die darüber hinaus die Testosteronwirkung vermitteln. Die Messung der sogenannten CAG-Repeats vom Y-Chromosom lassen Rückschlüsse auf die potenzielle Verwertung von Testosteron zu. Bei wenigen CAG-Repeats ist die Testosteronwirkung umso geringer. Wir lassen die CAG-Repeats bei Bedarf von unserem Genetiker bestimmen, das kam allerdings bisher recht selten vor und geschieht derzeit eher im Interesse wissenschaftlicher Untersuchungen.

8.1 Testosterontherapie: Tiger im Tank

Um nach den eher wissenschaftlichen Ausführungen zum »Männerhormon« mal wieder in den andrologischen Alltag zu blicken: Bestehen Symptome eines Testosteronmangels und zeigen sich die entsprechenden Laborwerte, kann zunächst kurzfristig eine Testosterontherapie ausprobiert werden. Mittlerweile gibt es verschiedene Möglichkeiten, den Testosteronspiegel im Blut schön anzuheben.

Ich fange bei meinen Patienten normalerweise mit einem Gel an, welches täglich morgens nach dem Duschen auf die Haut aufgetragen werden sollte. Wenn die Symptomatik durch einen niedrigen Testosteronspiegel verursacht ist, sieht man nach kurzer Zeit deutliche Verbesserungen. Diese werden zum Beispiel durch niedrigere Punktwerte im Fragebogen deutlich. Meiner Meinung nach sollte es zum Standard gehören, eine Testosterontherapie mit den Fragebögen zu begleiten. Noch eindrücklicher ist es, wenn ich als Arzt oder der Patient selbst subjektiv erleben kann, wie er sich unter der Therapie verändert. Nicht nur einmal hat sich aus einem über sich selbst nörgelnden und unglücklichen »Jammerlappen« ein strahlender, aktiver und lebenslustiger Sympath entwickelt.

Die ersten Veränderungen sind bereits innerhalb der ersten zwei Wochen zu erwarten, solange probiere ich normalerweise eine Testosterontherapie mit dem Patienten aus. Ist die Wirkung nachvollziehbar und wünscht der Patient eine Fortführung der Therapie, erfolgt zunächst einmal die erforderliche Diagnostik, um eine mittel- bis langfristige Therapie zu starten. Dabei sollten auf alle Fälle ein Prostatakrebs und ein Brustkrebs (ja, auch das gibt es beim Mann) ausgeschlossen werden. Ein Prostatakrebs ist grundsätzlich testosteronabhängig. Das alte Dogma, dass eine Zuführung des Hormons eine Krebserkrankung auslösen kann, ist durch viele Studien mittlerweile vollständig vom Tisch. Ich habe sogar Prostatakrebspatienten, die nach einer Heilung der Erkrankung unter bestimmten Bedingungen und unter regelmäßiger Kontrolle Testosteron erhalten. Vor zehn Jahren wäre das noch nicht möglich gewesen, ohne sich bei vielen Kollegen verständnislose Blicke abzuholen.

Des Weiteren sollten die Blut- und Leberwerte in Ordnung sein, denn Testosteron wird über die Leber abgebaut. Hat die Leber einen Knacks, häuft sich Testosteron an, und es kann zu Überdosierungen führen. Von den Folgen einer Überdosierung hat der eine oder andere vielleicht unwissentlich etwas mitbekommen, beispielsweise wenn Ausdauersportler – hier früher gerne die Radfahrer bei der Tour de France – plötzlich umkippten. Testosteron bewirkt unter anderem eine Steigerung der Bildung von roten Blutkörperchen. Dadurch lässt sich mittel- bis langfristig die Verbesserung der körperlichen Aktivität unter Testosteron erklären, da somit mehr Sauerstoff im Blut transportiert wird. Sind bei einer langfristigen Überdosierung zu viele Zellen im Blut, und geht gleichzeitig Flüssigkeit in Form von Schweiß durch körperliche Anstrengung verloren, werden die Fließeigenschaften des Bluts nach und nach schlechter, was zu Durchblutungsstörungen führen kann.

Daher sollte bei einer Testosterontherapie regelmäßig die Zusammensetzung des Blutes überprüft werden. Liegt ein sogenanntes Schlafapnoe-Syndrom vor, also kommt es bei starken Schnarchern zu Atemaussetzern, sollte hier zunächst Abhilfe geschaffen werden, da eine Testosterontherapie den Schlaf weiter vertiefen und so die Atemaussetzer theoretisch verschlimmern kann. Zum Schluss sind die Begleitmedikamente abzufragen, einige vertragen sich nicht immer mit einer Hormontherapie.

Ein wichtiger Faktor gerade bei jüngeren Männern ist der Einfluss von Testosteron auf die Zeugungsfähigkeit. Mittelfristig sorgt die Zuführung des Hormons dafür, dass der Hoden seine Produktion einstellt und damit auch gleich die Spermienproduktion unterlässt. Testosteron kann also unfruchtbar machen! Normalerweise erholen sich die Hoden nach Absetzen der Therapie wieder. Das kann aber lange dauern und ist durch Studien nicht zu 100 Prozent belegt.

Testosteron wirkt aber nicht nur bei den Symptomen eines Mangels an diesem Hormon. Mehrere Studien aus den letzten Jahren haben gezeigt, dass bei einem zu niedrigen Testosteronspiegel langfristig das Risiko für Übergewicht, Herz-Kreislauf-Erkrankungen, Diabetes und eine Verschlechterung des Fettstoffwechsels mit allen bekannten Problemen steigen kann. Diese als »metabolisches Syndrom« zusammengefassten Erkrankungen werden mittlerweile für mehr Todesfälle als Krebserkrankungen verantwortlich gemacht. Der eine oder andere hochrangige Wissenschaftler hat sich schon so weit aus dem Fenster gelehnt, zu behaupten, dass bei niedrigen Testosteronspiegeln eine Therapie mit dem Hormon lebensverlängernd wirkt.

Trotzdem muss oder sollte eine begonnene Therapie, besonders bei jüngeren Patienten, keine Dauerlösung sein. Ein niedriger Testosteronspiegel kann auch durch Sport und Gewichtsabnahme wieder aufgepeppelt werden. Das innere Bauchfett beim Mann, also das, was die Bierplautze ausmacht, ist hormonell stark aktiv und vermindert über eine Anflutung von weiblichen Geschlechtshormonen das Testosteron. In dem Zusammenhang habe ich häufiger die Situation in der Praxis erlebt, dass ein übergewichtiger und symptomatischer Testosteronmangelpatient unter Testosterontherapie so aktiv wird, dass er anfängt Sport zu treiben und dabei Gewicht verliert. Ist das Bauchfett so weit reduziert, dass der Testosteronspiegel dadurch nicht mehr beeinträchtigt wird, kann die Dosis langsam heruntergefahren werden, damit die Hoden wieder die eigene Produktion anwerfen können. Dies kann bei Bedarf – ebenfalls im Rahmen einer Off-Label-Therapie – mit Unterstützung eines Antiöstrogens erfolgen. Dadurch erhöht sich die Konzentration von LH und FSH im Blut und unterstützt so die Produktion des körpereigenen Testosterons.

8.2 Es muss nicht immer ein Mangel an Testosteron sein

Was passiert, wenn Symptome eines Testosteronmangels vorliegen, aber weder die Blutwerte dafür sprechen noch eine Testosterontherapie irgendwelche Verbesserungen erbringt? Entweder hat die Symptomatik einfach nichts mit dem Testosteronstoffwechsel zu tun oder der Patient ist einfach müde beziehungsweise hat aus irgendwelchen Gründen keine Lust auf Sex. Das ist gar nicht so selten. Über Vor- und Nachteile der Testesterontherapie mit ihren hormonellen Veränderungen wird ja schon seit Jahren in den Medien diskutiert. Die Patienten informieren sich und kommen gezielt in die Praxis, um ihren Hormonstoffwechsel überprüfen zu lassen. Nicht selten ist der »Wunsch« eines hormonellen Problems so groß, dass vielleicht die Probleme, die in der Partnerschaft zu weniger Lust führen, in den Hintergrund gedrängt werden.

Zum anderen kann es sein, dass nicht ein Testosteronmangel, sondern ein Mangel an Schilddrüsenhormonen die Symptomatik verursacht. Beim Mann ist eine Schilddrüsenunterfunktion recht selten, aber keinesfalls ausgeschlossen. In unserer Praxis empfehlen wir bei der Eingangsdiagnostik daher grundsätzlich, die Schilddrüsenfunktion mit überprüfen zu lassen.

8.3 Mit Testosteronmangel ins Burn-out-Syndrom

Ein weiterer Auslöser der beschriebenen Symptomatik kann durch langanhaltenden Stress verursacht sein. Mittlerweile gehen einige Wissenschaftler fest davon aus, dass das so populär gewordene Burn-out-Syndrom ebenfalls hormonell vermittelt wird. Hierbei ist Testosteron allerdings eher nur Mitläufer und nicht als Auslöser zu betrachten. Stress kann den Testosteronspiegel vermindern, ein niedriger Testosteronspiegel erniedrigt wiederum die Stressresistenz. Liegt chronischer Stress vor, erhöht sich dadurch das Hormon Cortisol, das Stresshormon schlechthin. Cortisol ist in seinen Eigenschaften »katabol«, das heißt, es baut grundsätzlich Proteine im Körper ab (Testosteron hingegen ist »anabol« und baut Proteine auf – zum Beispiel Muskeln bei gedopten Sportlern). Liegt bei chronischem Stress eine dauerhafte katabole Stoffwechsellage vor, wird am Ende alles verstoffwechselt, was nicht niet- und nagelfest ist. Dazu gehören dann auch proteinogene Bestandteile des Blutes, die nicht unbedingt lebensnotwendig sind – wie beispielsweise das oben angesprochene »Wohlfühlhormon« Serotonin, aber auch Noradrenalin und Dopamin.

Noradrenalin ist die kleine Schwester von Adrenalin und hat neben den Herz-Kreislauf-anregenden Wirkungen auch eine hormonelle Wirkungskomponente als Neurotransmitter, wobei es Wachheit und Aufmerksamkeit vermittelt. Dopamin ist als Neurotransmitter eine eierlegende Wollmilchsau und beteiligt sich bei Stimmung, Schlaf, Lernvermögen und motorischen Fähigkeiten, um nur einige Funktionen zu nennen.

Hat das Cortisol diese Botenstoffe erst einmal verbraucht – und wir sprechen hier nur von wenigen Milligramm, die im Blut rumschwimmen –, kommt gegebenenfalls ein großes dunkles Loch, in das der Patient mit allen entsprechenden Begleiterscheinungen fällt. So entsteht ein Burn-out, zumindest aus Sicht der Neurotransmitter. Das Problem ist, dass der Körper mit den Aminosäuren, die er über Schnitzel, Brötchen und vielleicht mal einen Salat zugeführt bekommt, die oben genannten Gute-Stimmung-Macher nicht von selbst wiederaufbauen kann. Auch hier ist die schon vorher beschriebene orthomolekulare Therapie ein gangbarer Weg: hochdosierte Aminosäuren, neben Tryptophan auch Phenylalanin und Tyrosin, um dem Körper die Möglichkeit zu geben, sich selbst das zusammenzubauen, was er verbraucht hat. Natürlich ergibt es keinen Sinn, bei einem beginnenden Burn-out beziehungsweise anderweitigen Erschöpfungszuständen nur Kapseln und Pulver einzunehmen. Die grundsätzliche Problematik, Stress und die dazu entsprechende Lebenssituation, sollte auf jeden Fall ebenfalls angegangen werden. Im Notfall natürlich auch durch professionelle psychologische Hilfe. Der Punkt ist aber, dass man sich durch die Zufuhr von Aminosäuren oder Nahrungsergänzungsmitteln nicht viel vergibt und die Situation vielleicht doch noch selbstbestimmt in die richtige Richtung dreht.

Was letztlich auch immer das Problem sein mag, warum Mann sich nicht gut, fit oder glücklich fühlt – Diagnostik und Therapie in jedweder Hinsicht können sinnvoll sein und möglicherweise schwerwiegenderen Krisen vorbeugen. Wenn die Werte sich beim Testosteron, wie oben angesprochen, im niedrigen Normalbereich wiederfinden, die Probetherapie die Symptome aber deutlich verbessert, läuft die Therapie ebenfalls im Off-Label-Bereich. Laut den deutschen Krankenkassen handelt es sich dabei um eine »Life-Style-Therapie«, deren Kosten vom deutschen Krankenkassensystem nicht übernommen werden.

10. Dinge, die absolut nicht in Körperöffnungen gehören

Ich habe Dienst, es ist Sonntagmorgen. Die Visite ist gelaufen, alle Patienten sind mehr oder weniger zufrieden, ich auf jeden Fall. Ich schlendere fast gelangweilt durch die Klinik, als mich mein Funk-Pieper in die Wirklichkeit zurückholt. »Der Mann will mir nicht sagen, was er hat; aber, dass er was hat, ist klar, so wie der hier rumhüpft«, teilt mir die Dame von der Patientenaufnahme ein wenig kryptisch mit. Mein Urologenherz schlägt höher: Es ist Wochenende, ein Mann tänzelt vor dem Glaskasten und traut sich nicht, den Mund aufzumachen. Ein Nierenstein wird es wohl kaum sein.

Gespannt wie ein kleiner Junge vor der Bescherung mache ich mich auf den Weg zur Notaufnahme. Ich entdecke ihn sofort: Mitte 40, klein gewachsen, lange nicht beim Frisör gewesen und unheimlich unruhig auf den Beinen. Wie ein Duracell-Hase mäandert der Herr durch das Aufnahmezimmer, dass mir beim Zugucken fast schwindelig wird. »Nun setzen Sie sich mal schön hin und erzählen in aller Ruhe, was denn passiert ist«, befehle ich mit aller ärztlichen Autorität, zu der ich an einem Sonntagmorgen fähig bin. Kaum habe ich den Mann für ein paar Sekunden auf den Stuhl vor mir parken können, springt er schon wieder auf und setzt seine endlose Reise durch das kleine Zimmer fort.

»Also, es war folgendermaßen«, beginnt er eine wirre

Erzählung, in der bei mir zumindest die Worte »Haschischrausch«, »Freundin weggelaufen«, »ein paar Bier zu viel« und »das mach ich auch bestimmt nicht mehr« hängenbleiben. »Mein Herr! Sie sitzen – oder sollten eigentlich sitzen – hier in der Notaufnahme eines Krankenhauses. Das macht man ja nun gewöhnlich nicht so zum Spaß. Also, kurze Antwort bitte: Was ist los?«

»Ich hab mir einen Dildo in den Hintern geschoben und jetzt ist er weg.«

Das war auf den Punkt, Hochachtung. Allerdings war mir der Grund seiner ständigen Unruhe immer noch nicht ganz klar. »Wollen Sie das Teil rausschütteln oder so?«, frage ich ihn mit kreisendem Kopf, während er wieder Runde um Runde dreht. »Nein«, erklärt er mir, »ich habe gestern erst neue Batterien nachgelegt, und das Ding läuft noch.« Jetzt wird's aber interessant, denke ich bei mir, und beginne gerade, ein wenig Mitleid für das unglückliche Sexteufelchen zu entwickeln. »Kommt das Ding denn nicht auf natürlichem Weg wieder raus?« »Im Gegenteil, verdammte Scheiße, das Ding kriecht langsam meinen Darm rauf. Heute Morgen kribbelte es noch mittig unten im Becken, jetzt sind wir ganz klar links im Bauch angekommen.« Wenn wir lange genug warten und die Batterien durchhalten, können wir vielleicht die Kollegen von der HNO bitten, denke ich kurz bei mir, sehe aber dennoch eine gewisse Brisanz in dem Verlauf. Wenn der torpedohafte Liebeswackler seine Reise längs durchs Gedärm des Herrn fortsetzt, kann es zu einer ordentlichen Darmverletzung kommen, und dann ist Holland schwer in Not. Also: Ärmel hochkrempeln und raus das Ding. Nur wie?

Im ersten Versuch wurde der arme Teufel auf dem urologischen Untersuchungsstuhl platziert. Während mein dazugerufener Kollege liebevoll den Bauch des Herrn von oben massiert, um dem Corpus Delicti den Weg ans Licht schmackhaft zu machen, versuche ich mit Specula und langen Zangen das Ding von unten einzufangen und nach draußen zu lotsen. Als ich den Schließmuskel mit dem 40 Zentimeter langen Gerät passiere, ist ein gewisses Gefühl der Enge nicht zu leugnen.

»Okay, so wird das nichts, jetzt also per via naturalis«, schlage ich dem Mann vor. Ohne mit der Wimper zu zucken, trinkt er die drei Liter Spüllösung, die bei Patienten vor einer Darmoperation die Darmwände normalerweise spiegelblank hinterlassen. Wie in einem rauschenden Bach sollte der Dildo klirrend in die Schüssel fallen, sobald die anrauschende Trinklösung das Ding im Enddarm wie bei einer Wildwasserbahn mitreißt, drei kupferbekopfte Batterien als grölende Passagiere inklusive. Der Mann verbringt die nächste Zeit mit glucksendem und schäumendem Unterbauch auf dem Flur. Das Ergebnis nach langen zwei Stunden: viel gequirlte Scheiße, aber kein Dildo.

Enttäuscht wie damals nach dem verlorenen Fußballspiel gegen die Kollegen der Kardiologie machen wir uns weiter Gedanken, wie man dem flinken Teufel im Darm das Handwerk legen könnte. Also gut, scharfer Stahl muss her! Bei der Erläuterung der OP schleicht sich der Gedanke in mein Gedächtnis, dass wir mit elektrischen Skalpellen arbeiten, die schneiden und zugleich kleine Blutgefäße veröden. Die Physikvorlesungen aus Unizeiten waren schon lange her, aber wenn Strom auf Strom trifft, könnte man vielleicht einen ordentlichen Kurzschluss im Darm hervorrufen und der letzte Meter des Verdauungstraktes müsste hinterher von den Putzkräften in mühevoller Kleinarbeit behände von den Wänden gespachtelt werden. Also besser warten, bis die Batterien ihren Geist aufgeben.

Mittlerweile war der tapfere Patient schon gute sechs

Stunden in unserer Obhut, inzwischen allerdings sichtlich entnervt. »Wie soll ich das denn meiner Familie erklären? Dass ich jetzt operiert werden muss, meine ich«, jammerte er laut. Diesen Teil seiner Geschichte, sagte ich ihm, könne ich seinen Liebsten genau erklären. Wie der Dildo in seinen Hintern gekommen sei, allerdings nicht.

Irgendwann macht auch der agilste Duracell-Hase schlapp, was uns der Mann mit matt erhobener Hand und einem müden »Ich glaub, is fertig« mitteilte. Die Anästhesisten sangen den Patienten in den Schlaf, obendrein gab es eine ordentliche Dosis Muskelrelaxantien, sodass sämtliche Muskeln, seien es die der Arme oder die für eine saubere Unterhose, weitestgehend lahmgelegt waren. Ein letzter Versuch wurde gestartet, um das störrische Gerät den Fängen der Rectum-Ampulle zu entlocken. Und siehe da: Dank anästhesiologisch induzierter pharmazeutischer Entspannung war der Schließmuskel des Herrn derart gelockert, dass man den pink-metallic blitzenden Torpedo fast mit bloßer Hand aus den Tiefen des Dickdarmendes fischen konnte. »Oh, es ist ein Junge«, sagte der Narkosearzt treffend.

Seitdem ich Urologe bin, wird mir stets auf's Neue verdeutlicht, dass es bei den Spielarten der Liebe keine Grenzen gibt. Ich sehe es durchaus als Privileg an, dass mir meine Patienten so viel Vertrauen entgegenbringen und mich oft tief in ihr Intimleben blicken lassen – manchmal ein bisschen tiefer, als mir lieb ist. Allerdings: Je mehr ich weiß, desto eher kann ich mir ein Bild von der Situation des Patienten machen und individuelle Therapiemodalitäten entwickeln, die möglichst schnell und effizient helfen. Solange bei den Sexpraktiken niemand zu Schaden kommt, geht es mich natürlich auch nichts an, was die Ehepaare Müller, Meier oder wer auch immer in ihrem Schlafzimmer treiben. Allein oder auch mal zusammen. Manchmal wundert man sich trotzdem.

Da gab es zum Beispiel den Herrn, der mir gestand, er könne nur »unter Strom«. Ich tat das als Wortspiel ab, musste dann aber bei der körperlichen Untersuchung feststellen, dass sein Hodensack Verbrennungen dritten Grades aufwies. »Unter Strom« bedeutete bei dem Herrn »Minimum 12 Volt«. Früher kam er noch mit den kleinen Blockbatterien aus der Fernsteuerung des Modellautos zurecht, heute müsse er schon eine Autobatterie »anschließen«, um in Fahrt zu kommen.

Oft ist die Harnröhre das Ziel sexueller Stimulation. Auf der einen Seite ist dies insofern nicht ganz unverständlich, da die Harnröhre als gut nervenversorgtes Gewebe mit zum Sexualapparat des Mannes gehört. Schießt bei der Ejakulation das Sperma durch die Harnröhre und erzeugt eine Druckwelle, die über die gesamte Harnröhrenlänge wandert, wird dadurch ein beträchtlicher Teil des orgasmischen Erlebens erzeugt. Auf der anderen Seite ist die Harnröhrenschleimhaut eine Zicke unter den Organen. Wird sie auch nur leicht verletzt, kann es dauerhaft zu Störungen, Reizungen und Vernarbungen kommen. Selbst ein fehlerhaft gelegter Blasenkatheter kann ein langjähriges Nachspiel haben. In den Zeiten, in denen ich noch in der Klinik gearbeitet habe, sind mir mehrere Patienten in Erinnerung, die immer wieder wegen Harnröhrenverengungen operiert werden mussten. Daher kann ich mir auch nie ein Schweppes-Gesicht verkneifen, wenn ich wieder mal zu hören bekomme, was Männer sich und ihren Harnröhren antun. Da gibt es zum Beispiel das Cock-Stuffing. Die Männer dehnen dabei ihre Harnröhre mit Metallstiften über Jahre derart, dass ein anderer Mann seinen erigierten Penis in die Harnröhre einführen kann.

In Berlin hatte ich Patienten in der Rettungsstelle gesehen, die sich gerne mit einem Streichholz befriedigten. So weit, so gut. Den Feuerspender in die Harnröhre zu stecken, anzuzünden und so lange zu warten, wie es geht, würde ich aber nicht empfehlen.

Im Folgenden noch zwei Geschichten aus meiner Zeit in der Charité zum Thema »Harnröhrensex«:

Wer ein Auto kauft, das er hinterher nicht unterhalten kann, handelt kurzsichtig. Wer eine Frau zu einem Urlaub einlädt, obwohl er sie erst einen Tag kennt, handelt sehr kurzsichtig. Wer sich etwas in die Harnröhre schiebt, ohne zu wissen, wie man es wieder herausbekommt, handelt extrem kurzsichtig. Und das ist die Geschichte des Mannes, der sich beim vorweihnachtlichen Spaziergang im Wald einen Ast heimischen Nadelgehölzes zum Zwecke masturbatorischen Vergnügens in seine Harnröhre schob.

Man hat ja schon von dopenden Bodybuildern gehört, die dank ihrer veterinärmedizinischen Testosterondosen vor lauter Geilheit den Ausgabeschacht eines Getränkeautomaten penetriert haben sollen. Wie man den sexuellen Brückenschlag zu einem Hauptbestandteil weihnachtlichen Wandschmucks hinbekommt, bleibt mir jedoch ein Rätsel. Das Einführen selbst sei nach Angabe des Herrn problemlos durchführbar gewesen, allerdings »hakte« es ein wenig beim Versuch, den Tannenbaumzweig zu entfernen. Der Mann stellte sich also, mit dem Grünzeug aus der Hose baumelnd, breitbeinig in der Klinik vor, wobei ihm das Blut schon auf die Schuhe tropfte. Die Beine hatte er auf Schulterbreite gestellt, dabei tippelte er mit winzigen Schritten, sodass man sich an eine japanische Geisha mit dem Charme eines albanischen Betonbauers erinnert fühlte. Jeder Millimeter, den sich der Ast nach rechts, links oben oder unten bewegte, hat für unvorstellbare Schmerzen gesorgt.

Bereits kurz nach Ankunft des Mannes hat der Flurfunk natürlich seinen Fall in den schillerndsten Farben an alle in der Notaufnahme durchtelefoniert, und nun wurde diskret getuschelt, ob man nicht vielleicht eine Kerze oder zumindest eine »kleine« Christbaumkugel anbringen sollte, um die Situation durch ein bisschen Besinnlichkeit zu entspannen. Das wäre wohl sein Todesurteil gewesen. Nach einer großzügigen Dosis opioidhaltiger Schmerzmittel war es dann mit der Besinnlichkeit endgültig vorbei. Viel drängender war die Antwort auf die Frage, wie wir den Ast aus dem Penis kriegen, ohne die Harnröhre in fleischfarbenes Lametta zu zerlegen. Denn, wie gesagt, die Harnröhre vergisst nichts. Ein unschön gelegter Katheter, ein Fußball ins Gemächt, ein kurzer Ausritt auf die Fahrradstange reicht manchmal aus, schon kann man beim heimatnahen Urologen ein Dauerabo für Harnröhrenschlitzungen lösen. Behutsames Vorgehen war also gefragt, wollte der Herr noch jemals neben seinesgleichen – stehend – die Alurinne im Autobahnrasthof benetzen.

Ein Kollege aus der Abteilung hatte sich mittlerweile dazugesellt und nun überdachten wir gemeinsam die verbleibenden Optionen. Natürlich könnte man den Ast in Narkose mit einem kraftvollen Ruck herausziehen, damit wäre die Harnröhre des Mannes allerdings Geschichte. Außerdem würden sich bei der »barbarischen« Therapieform, wie wir sie nannten, die Tannennadeln vielleicht bis in den Penis-Schwellkörper durchpieksen, um dort maximales Unheil anzurichten. Vielleicht hat ja auch ein Rehkitz gestern auf just diesen Tannenzweig uriniert, bevor er zu Masturbationszwecken rüde vom Baum gerissen wurde. Und damit hätte der bedauernswerte Tannenfetischist Rehkitzpisse mit gruseligen Rehkitzerregern in seinem Schwellkörper. Man möchte sich das als Urologe gar nicht vorstellen.

Nachdem wir den Patienten kurz über die wahrscheinliche Länge seines Baumschmucks befragt hatten (ein Viertel Meter!), entschieden wir uns für die »gerissene« Methode. Der Mann wurde mit seinem kleinen Tannenbäumchen in den OP gefahren und von den Narkoseärzten unter Mitleidsbekundungen in den Schlaf gesungen. Nachdem er in seinem Paralleluniversum schlummerte, wurde er in »Steinschnittlage« gebracht, sprich: Hinlegen, Beine hoch und auseinander.

Mein Kollege suchte – und fand – die andere Öffnung im Süden des männlichen Körpers, in die man übrigens auch keine Dinge wie Tannenzweige unachtsam einführt. Von hier aus konnte er die Prostata tasten, die noch nicht von Tannennadeln gespickt schien. Ich schob von oben das Geäst vorsichtig tiefer und tiefer in die verbotene Zone, bis sich der Kollege lauthals von unten meldete: »Angekommen!« Der Ast war nun fast in ganzer Länge verschwunden, sodass wir ein Blasenspiegelungsgerät bemühten. Mit einer kleinen Zange konnte man den Zweig gut halten und weiter vorschieben, sodass er mit einem Ende in der Base zu liegen kam. Wenn auch feminin, ist die Blase aus urologischer Sicht bei weitem nicht so eine Zicke wie die Harnröhre.

Mit einer routinierten Sectio alta wurde die Blase vom Bauch aus geöffnet, von wo uns dann auch bald ein für die Region seltenes Gewächs in Form des besagten Tannenzweiges begrüßte. Der konnte nun in gleicher Richtung über die offene Blase komplett herausgezogen werden, ohne dass der Harnröhre ein weiteres Haar gekrümmt wurde. Bei einer kurzen Fahrt mit dem Blasenspiegelungsgerät durch die malträtierte Harnröhre zeigte sich glücklicherweise, dass die Zicke nur hier und da ein wenig angestochen wurde. Der Mann wurde nach der OP auf die Station gefahren. Vorsichtshalber wurden alle Weihnachtsgestecke außer Sichtweite gebracht.

Was wir bisher hatten: einen Dildo im Allerwertesten, einen Tannenzweig in der Pinkelrinne und so manchen skurrilen Penisring. Darüber hinaus, die Reihenfolge ist willkürlich, haben meine Kollegen und ich noch folgende Alltagsgegenstände zutage befördert: Bleistift (als Erektionshilfe), Malpinsel (Dachshaar, Modell da Vinci), Perlenkette (von Oma), Telefonkabel (geringelt), Gips (erst flüssig, dann nicht mehr), Maden (lebend), Büroklammer, Kugelschreiberminen, Filzstiftkappen (Harnröhrenbüro), Wandhaken, Nägel, Karabinerhaken (Harnröhrenwerkstatt) und Plastikindianer (»Schleicher«). Es ist also fast unmöglich, hier noch einen draufzusetzen. Herr K. hat es trotzdem geschafft.

»Nein, das steckt man sich nicht in die Harnröhre« ist ein Satz, von dem man annimmt, er muss eigentlich nie gesagt werden. Herr K. hatte ihn offensichtlich noch nie gehört. Folgendes war passiert: Ein Mann Mitte 30 kam in die Sprechstunde und beklagte sich über ein leichtes Brennen beim Wasserlassen. Dieses Symptom ist mir als Urologe schon öfter beschrieben worden, die Ursache war dann allerdings eher ungewöhnlich.

Nach der üblichen Erhebung der Krankengeschichte, die zunächst keine Auffälligkeiten erbrachte, gab schon das Ultraschall Rätsel auf. Eine volle Blase stellt sich im Sonogramm pechschwarz dar. Eine leere Blase sieht man fast gar nicht, allenfalls als mandarinengroßes schwurbeliges Gebilde in vielen Versionen von Grau. Bei Herrn K.

zeigte sich die Blase, oder das, wo die Blase eigentlich hingehört, als knallweißes großes Gebilde, als wäre auf den Bildschirm ein Schneeball in der Größe einer Grapefruit eingescannt worden.

Auf der Röntgenplatte zeigte sich dann das Bild einer faustgroßen, 100 Prozent röntgendichten Himbeere, die sich auf die Blase im kleinen Becken projizierte. »Äh, wir haben da etwas gefunden, was da so nicht hingehört«, eröffnete ich dem Patienten, »und dieses Etwas ist ziemlich groß. Haben Sie vielleicht eine Ahnung, wie das da hingekommen ist?« »Ach so, ja, das müssen wohl die Stahlkugeln aus der Werkstatt sein, die ich mir letzten Monat in die Harnröhre gedrückt habe.«

Ich schwieg, schaute kurz aus dem Fenster. Ungläubig schaute ich noch mal Herrn K. an und noch mal aus dem Fenster. Dann sah ich wieder auf das Röntgenbild, zum Fenster, zu Herrn K. Irgendwie wollte der Satz, das Röntgenbild und die Geschichte, die sich gerade in meinem Kopf entwickelte, nicht zu dem Menschenbild passen, dass ich mir über lange Jahre aufgebaut und bis vor einer Minute noch hatte.

»Okay«, sammelte ich mich, »jetzt mal ganz langsam, von vorne und zum Mitschreiben. Welche Werkstatt? Oder nein, anders, wieso haben Sie Hunderte Stahlkugeln von der Größe eines 45er Magnum-Geschosses … Äh, nein, wie haben Sie …«

Ich war ein wenig ratlos, was ich in die Ambulanzakte schreiben sollte. Was immer geht: »Erzählen Sie doch mal.« Und Herr K. erzählte fröhlich drauflos: »Also, ich hatte in der Werkstatt einen großen Sack mit Stahlkugeln aus ausgesonderten Lagern gefunden, die wohl weggeschmissen werden sollten. Die habe ich mit nach Hause genommen, und da lagen Sie dann. Als ich letzten Monat mal in der Badewanne entspannte, habe ich mich gefragt, was wohl passiert, wenn man eine von den Kugeln in die Harnröhre steckt, und da war sie auch schon drin, hat gar nicht so wehgetan«. »Ja, ist klar, liegt auf der Hand. Und weiter?«, fragte ich ungläubig. »Ja, dann habe ich mich gewundert, dass die Kugel nicht wieder rausgekommen ist und hab noch eine reingesteckt. Und dann noch eine und noch eine. Irgendwann hat's dann im Bauch ›plopp‹ gemacht, und es hat ein bisschen gekitzelt.«

»Ja, herzlichen Glückwunsch, da waren Sie wohl Zeuge geworden, wie sich die erste Kugel durch die Prostata gedrängelt hat und mit einem Salto in die Blase gehüpft ist«, versuchte ich ihm die anatomischen Gegebenheiten des männlichen Urogenitaltraktes näher zu bringen.

»Ja genau, und das hat dann so schön gekitzelt, dass ich den Rest noch hinterhergeschoben habe.«

»Wenn ich mir die kleinen Ausbuchtungen der Himbeere in Ihrer Blase so anschaue, komme ich schätzungsweise auf etwa dreihundert Kugeln, die sie sich in mühevoller Kleinarbeit durch Ihre Harnröhre massiert haben. Kommt das in etwa hin?«

»427«, berichtigte mich Herr K. stolz.

Bis zur OP, hatte ich ihm geraten, sich von Sicherheitskontrollen am Flughafen fernzuhalten, um dummen Fragen zu entgehen. Als wir am Abend die Blase im OP geöffnet haben, haben wir tütenweise industriell gefertigte, hochglanzpolierte und zirka 8 Millimeter durchmessende Stahlkugeln aus seiner Blase geholt. 427, um genau zu sein.

Anhang

Fragebögen aus der urologischen Praxis

Fragebogen: Testosteron

Leiden Sie unter einigen der unten genannten Beschwerden? Kreuzen Sie bitte jede Zeile entsprechend an. Wenn keine Beschwerden bestehen, kreuzen Sie bitte »keine« an. Bitte zählen Sie die Punkte anschließend zusammen.

Körperliches Wohlbefinden	keine 1	leichte 2	mittlere 3	starke 4	sehr stark 5	**Punkte**
Verschlechterung des allgemeinen Wohlbefindens (Gesundheitszustand, subjektives Gesundheitsempfinden)	○	○	○	○	○	
Gelenk- und Muskelbeschwerden (Kreuz-, Gelenk-, Gliederschmerzen, Rückenschmerzen)	○	○	○	○	○	
Starkes Schwitzen (unerwartete/plötzliche Schweißausbrüche, Hitzewallungen unabhängig von Belastungen)	○	○	○	○	○	
Schlafstörungen (Einschlafstörungen, Durchschlafstörungen, zu frühes und müdes Aufwachen, schlecht schlafen, Schlaflosigkeit)	○	○	○	○	○	
Erhöhtes Schlafbedürfnis (häufig müde)	○	○	○	○	○	
Körperliche Erschöpfung/Nachlassen der Tatkraft (allgemeine Leistungsminderung, Abnahme der Aktivität, fehlende Lust zu Unternehmungen, Gefühl weniger zu schaffen, zu erreichen; sich antreiben müssen, etwas zu unternehmen)	○	○	○	○	○	
Abnahme der Muskelkraft (Schwächegefühl)	○	○	○	○	○	

Psychisches Wohlbefinden

Reizbarkeit (Aggressivität, durch Kleinigkeiten schnell aufgebracht, missgestimmt)	O	O	O	O	O
Nervosität (innere Anspannung, innere Unruhe, nicht stillsitzen können)	O	O	O	O	O
Ängstlichkeit (Panik)	O	O	O	O	O
Depressive Verstimmung (Mutlosigkeit, Traurigkeit, Weinerlichkeit, Antriebslosigkeit, Stimmungsschwankungen, Gefühl der Sinnlosigkeit)	O	O	O	O	O
Entmutigt fühlen, Totpunkt erreicht	O	O	O	O	O

Sexuelles Wohlbefinden

Gefühl, Höhepunkt des Lebens ist überschritten	O	O	O	O	O
Verminderter Bartwuchs	O	O	O	O	O
Nachlassen der Potenz	O	O	O	O	O
Abnahme der Anzahl morgendlicher Erektionen	O	O	O	O	O
Abnahme der Libido (weniger Lust auf Sex, Abnahme der Lust am Geschlechtsverkehr)	O	O	O	O	O

Auswertung

					Gesamtpunkte
Punkte	17-26	27-36	37-49	≥ 50	
Stärke der Beschwerden	keine	wenig	mittlere	schwer	

Zusatzinformation

Bei einem Bauchumfang von mehr als 102 Zentimetern (kurz unterhalb des Bauchnabels) und entsprechender Punktzahl ist ein Testosteronmangel noch wahrscheinlicher.

Fragebogen: Erektionsstörungen

Bei diesen Fragen handelt es sich um Auszüge aus »The Aging Males' Symptoms (AMS) rating scale«. Heinemann et al. *The Aging Male* 2001: 4 (1) 14–22. Die folgenden Fragen beziehen sich auf mögliche Erektionsstörungen in den letzten vier Wochen und wurden auf der Basis internationaler Standards erstellt. Lassen Sie bitte keine Frage aus. Jede Frage lässt nur eine Antwort zu. Ihr Arzt wird Ihre Antworten mit Ihnen gemeinsam besprechen. So helfen Sie ihm, die richtige Diagnose zu stellen. Vielen Dank für Ihre Mitarbeit.

Punkte

1. Wie oft waren Sie in der Lage, während sexueller Aktivität[1] eine Erektion zu bekommen?

Keine sexuelle Aktivität	Fast nie/nie	Einige Male (viel weniger als 50%)	Manchmal (etwa 50%)	Meistens (viel mehr als 50%)	Fast immer/ immer
0	1	2	3	4	5

2. Wenn Sie bei sexueller Stimulation[2] Erektionen hatten, wie oft waren Ihre Erektionen hart genug für ein Eindringen?

Keine sexuelle Aktivität	Fast nie/nie	Einige Male (viel weniger als 50%)	Manchmal (etwa 50%)	Meistens (viel mehr als 50%)	Fast immer/ immer
0	1	2	3	4	5

3. Wenn Sie versuchten, Geschlechtsverkehr[3] zu haben, wie oft waren Sie in der Lage, in Ihre/n Partnerin/Partner einzudringen?

Keinen Geschlechtsverkehr versucht	Fast nie/nie	Einige Male (viel weniger als 50%)	Manchmal (etwa 50%)	Meistens (viel mehr als 50%)	Fast immer/ immer
0	1	2	3	4	5

4. Wie oft waren Sie beim Geschlechtsverkehr[3] in der Lage, Ihre Erektion aufrechtzuerhalten, nachdem Sie in Ihre/n Partnerin/Partner eingedrungen waren?

Keinen Geschlechtsverkehr versucht	Fast nie/nie	Einige Male (viel weniger als 50%)	Manchmal (etwa 50%)	Meistens (viel mehr als 50%)	Fast immer/ immer
0	1	2	3	4	5

5. Wie schwierig war es beim Geschlechtsverkehr[3], Ihre Erektion bis zur Vollendung des Geschlechtsverkehrs aufrechtzuerhalten?

Keinen Geschlechtsverkehr versucht	Extrem schwierig	Sehr schwierig	Schwierig	Etwas schwierig	Nicht schwierig
0	1	2	3	4	5

6. Wie würden Sie Ihre Zuversicht einschätzen, eine Erektion zu bekommen und zu halten?

Sehr gering	Gering	Mittelmäßig	Hoch	Sehr hoch
1	2	3	4	5

Auswertung					**Gesamtpunkte**
Gesamtpunktzahl	6–10	11–16	17–21	22–25	26–30
Stärke der Erektionsstörung	schwer	mäßig	leicht bis mäßig	leicht	keine

Bei einem Ergebnis von weniger als 26 Punkten liegt wahrscheinlich eine Erektionsstörung vor, wenn die Beschwerden über einen längeren Zeitraum (mindestens 3 Monate) anhalten.

1. Sexuelle Aktivität beinhaltet Geschlechtsverkehr, Zärtlichkeiten, Vorspiel und Masturbation (Selbstbefriedigung).
2. Sexuelle Stimulation beinhaltet Situationen wie Liebesspiele mit der Partnerin, Betrachten erotischer Bilder und so weiter.
3. Geschlechtsverkehr ist definiert als vaginale Penetration der Partnerin (Eindringen in die Partnerin).
4. Hinweis für den Arzt: Bei diesen Fragen handelt es sich um die IIEF-E F-Domain des Fragebogens zur Qualität der erektilen Funktion (EF) nach J. C. Cappelleri et al *Urology* 1999 – 54:346-351 auf der Basis des IIEF (International Index of Erectile Function; R. C. Rosen et al., *Urology* 1997; 49: 822–830).

Fragebogen: Sexuelles Verlangen

Der nachfolgende Fragebogen erhebt den Grad des sexuellen Verlangens. Mit Verlangen wird hierbei das Interesse an beziehungsweise der Wunsch nach sexueller Aktivität verstanden. Bitte markieren Sie für jede Frage die entsprechende Antwort und zählen Sie die Punkte anschließend zusammen.

Punkte

1. Wie oft hatten Sie während des letzten Monats Lust, sich auf sexuelle Aktivitäten (Berührungen, orale Stimulation, Geschlechtsverkehr) mit einem/r Partner/In einzulassen?

Niemals	Einmal im Monat	Einmal alle 2 Wochen	Einmal die Woche	Zweimal die Woche	3–4 Mal die Woche	Einmal am Tag	Mehrfach am Tag
0	1	2	3	4	5	6	7

2. Wie oft hatten Sie während des letzten Monats Gedanken in Bezug auf sexuelle Aktivitäten mit einem/r Partner/In?

Niemals	1–2 mal im Monat	Einmal die Woche	Zweimal die Woche	3–4 mal die Woche	Einmal am Tag	Einige Male am Tag	Viele Male am Tag
0	1	2	3	4	5	6	7

3. Wenn Sie sexuelle Gedanken haben, wie stark ist Ihr Wunsch mit einem/r Partner/In sexuelle Handlungen auszutauschen?

Kein Wunsch								Starker Wunsch
0	1	2	3	4	5	6	7	8

4. Wenn Sie das erste Mal eine attraktive Person sehen, wie stark ist Ihr sexuelles Verlangen?

Kein Verlangen								Starkes Verlangen
0	1	2	3	4	5	6	7	8

5. Wenn Sie Zeit mit einer attraktiven Person verbringen (z. B. am Arbeitsplatz, in der Schule, bei einem Treffen), wie stark ist Ihr sexuelles Verlangen?

Kein Verlangen								Starkes Verlangen
0	1	2	3	4	5	6	7	8

6. Wenn Sie in einer romantischen Situation mit einer Person sind (z. B. Candle-Light-Dinner, Strandspaziergang, Abend am Kamin etc.) wie stark ist Ihr sexuelles Verlangen?

Kein Verlangen								Starkes Verlangen
0	1	2	3	4	5	6	7	8

7. Wie stark ist Ihr Verlangen, mit einem/r Partner/In in sexuellen Kontakt zu treten?

Kein Verlangen								Starkes Verlangen
0	1	2	3	4	5	6	7	8

8. Wie wichtig ist es für Sie, Ihre sexuellen Wünsche durch partnerschaftliche sexuelle Aktivität zu erfüllen?

Nicht wichtig								Sehr wichtig
0	1	2	3	4	5	6	7	8

9. Verglichen mit anderen Personen Ihres Alters und Geschlechts, wie würden Sie Ihre Wünsche beschreiben, sich sexuell mit einem Partner auszutauschen?

Viel weniger als bei anderen								Viel mehr als bei anderen
0	1	2	3	4	5	6	7	8

10. Wie oft haben Sie während des letzten Monats den Wunsch verspürt, sich sexuell selbst zu stimulieren oder zu befriedigen?

Niemals	Einmal im Monat	Einmal alle 2 Wochen	Einmal die Woche	Zweimal die Woche	3–4 Mal die Woche	Einmal am Tag	Mehrfach am Tag
0	1	2	3	4	5	6	7

11. Wie stark ist Ihr Verlangen, sich selbst sexuell zu stimulieren oder zu befriedigen?

Kein Verlangen								Starkes Verlangen
0	1	2	3	4	5	6	7	8

12. Wie wichtig ist es Ihnen, Ihre sexuellen Wünsche bzgl. Selbstbefriedigung oder Stimulation zu erfüllen?

Nicht wichtig								Sehr wichtig
0	1	2	3	4	5	6	7	8

13. Im Vergleich zu Personen Ihres Alters und Geschlechts, wie würden Sie Ihr Verlangen beschreiben, sich selbst zu stimulieren oder zu befriedigen?

Viel weniger als bei anderen								Viel mehr als bei anderen
0	1	2	3	4	5	6	7	8

14. Wie lange könnten Sie gut ohne irgendeine sexuelle Aktivität (selbst oder mit Partner/In) auskommen?

Für immer	1–2 Jahre	Mehrere Monate	1 Monat	2–3 Wochen	1 Woche	Einige Tage	1 Tag	Weniger als 1 Tag
0	1	2	3	4	5	6	7	8

Unter 45 Punkte: Pathologischer Befund. Ist es sinnvoll, Ihrer Sexualität auf die Sprünge zu helfen?

46–65 Punkte: Grauzone – bitte beobachten.

Über 65 Punkte: Glückwunsch, alles im grünen Bereich.

Es handelt sich bei diesem Fragebogen um eine nicht validierte deutsche Übersetzung eines validierten Fragebogens in englischer Sprache (SDI – sexual desire inventory. Spector et al., 1996). Die Ergebnisse halten dementsprechend einer wissenschaftlichen Prüfung nicht zu 100 Prozent stand. Allerdings gibt es derzeit nach unserem Kenntnisstand in unserem verfügbaren Rahmen keine bessere Möglichkeit, die psychosomatische Abgrenzung einer Erektionsstörung von einer HSDD (*hyposexual desire disease*) zu definieren.

Fakten, Tipps und Tricks

Pinkeln

Sie müssen nachts mehrmals auf die Toilette? Vertagen Sie Ihre Trinkzufuhr doch einfach einmal in die erste Tageshälfte. Wenn Sie bis 18 Uhr auf Ihre zwei Liter Granatapfel-Schlehen-Schorle, patagonisches Gletscherwasser oder Destillat aus der isländischen Vulkanquelle kommen und danach nichts mehr trinken, wird nachts weniger Urin produziert und Ihre gebeutelte Prostata klingelt später Alarm.

Wenn Sie zusätzlich zum Mittag oder Nachmittag entwässernde Lebensmittel zu sich nehmen (Gurke, Tomaten, Sauerkraut, Basilikum, Petersilie, Ingwer) wird die Flüssigkeit von den Nieren zum Abend hin abfiltriert, Sie gehen vor dem Schlafengehen noch einmal pinkeln und nachts wird umso weniger Urin produziert.

Ihre Blase wird nicht richtig leer? Setzen Sie sich kerzengerade hin. Der Winkel zwischen Becken und Beinen öffnet sich und der Abfluss aus der Blase wird erleichtert. Lernen Sie, Ihren Beckenboden dabei richtig fallen zu lassen. Schleusen auf!

Es tröpfelt nach? Drücken Sie nach Ihrer Pinkel-Performance ein paar Mal von unten mit dem Mittelfinger auf die Region zwischen Damm und Penisansatz. Dort verläuft die Harnröhre und bildet manchmal ein Reservoir, was beim »Einpacken« nochmal leerläuft.

Sie wollen Ihrem Urologen eine Freude machen? Erstellen Sie ein Miktionsprotokoll! 4 Tage lang 24 Stunden tabellarisch auflisten, wann Sie (Uhrzeit) wie viel (Milliliter) getrunken und wann Sie (Uhrzeit) wie viel (Milliliter) gepinkelt haben. #MessbecherzurArbeitmitnehmen

Urin ist Ihnen in Gelb zu profan? Er lässt sich auch einfärben:

- Rote Beete – rosa
- Beta Carotin – orange
- Propofol-Narkose – blaugrün
- Harnwegsinfekt mit Pseudomonas aeruginosa – blau
- Amitryptilin – grün
- Methyldopa – schwarz
- Eimer Wasser – wasserklar
- Blasentumor – rot (schnellstens zum Urologen)

Kinderwunsch

Der Zeitpunkt mit der höchsten Wahrscheinlichkeit für eine Schwangerschaft ist ein Tag vor dem Eisprung.

60 Gramm Nüsse pro Tag können Ihre Spermienqualität verbessern.

Nach 30 Minuten verflüssigt sich das Ejakulat und die Spermien machen sich auf den Weg Richtung Eizelle. So lange mit der Angebeteten im Bett liegen bleiben.

Vorhaut beim Kinderwunsch zurück! Ejakulat geht dann eher nach vorn Richtung Muttermund/Uterus und nicht nach links und rechts in die Karpaten.

Bei zu seltenen Ejakulationen (1x/Monat) kommen Schrottspermien raus. Bei zu häufigen Ejakulationen (5x/Tag) heiße Luft.

Stress ist ein gutes Verhütungsmittel.

Zur Familienplanung: Jungs – Sex 0 bis 1 Tag vor dem Eisprung. Mädchen – 3 bis 4 Tage vor dem Eisprung (Keine Gewähr).

Bodybuilder aufgepasst – Testosteron macht unfruchtbar.

Sitzheizungen können Probleme bei der Spermienbildung machen und die Prostata ärgern.

Erektion

Wassermelone essen, je näher an der grünen Schale, desto mehr Citrullin ist enthalten. Citrullin wird zu Arginin umgebaut, das wiederum bildet Stickstoffmonoxid (NO), welches die Erektion verursacht. Arzneimittel wie Viagra et cetera brauchen NO, um zu wirken.

Mit der Aminosäure Arginin erhöhen Sie die Wirksamkeit von Viagra und Co.

Beckenbodentraining hilft, das Blut für die Erektion in den Schwellkörpern zu halten.

Penisringe wirken gut. Es gibt sie für wenige Cent in der Bäderabteilung in Ihrem Baumarkt (#Dichtungsringe). Bei Penisringen aus Stahl haben Sie die nicht zu unterschätzende Chance, bald Ihre heimatnahe Urologie im Notfalleinsatz kennenzulernen.

Feigwarzen

Mit Nagelknipser entfernen und anschließend mit Teebaumöl oder Essigsäure betupfen.

Vitamin D erhöht signifikant Ihre Immunkompetenz, was das Auftreten von Feigwarzen bei einer HPV-Infektion verhindern kann. Also Lebertran, fetten Fisch und Sonne tanken!

Ejakulation

Wenn Sie beim Sex hinter Ihrer Partnerin knien und dabei ein Bein aufstellen, entspannt sich der Beckenboden, was die Zeit zur Ejakulation verlängern kann – ebenso beim Löffelchen.

Ein beherzter Druck mit dem Fingernagel in das Penisbändchen kann eine vorzeitige Ejakulation verhindern.